Moritz Sabrow

Biochemie Band 6
MEDI-LEARN Skriptenreihe

6., komplett überarbeitete Auflage

MEDI-LEARN Verlag GbR

Autoren: Moritz Sabrow, Christian Keil (1.–3. Auflage)
Fachlicher Beirat: Timo Brandenburger

Teil 6 des Biochemiepaketes, nur im Paket erhältlich
ISBN-13: 978-3-95658-001-7

Herausgeber:
MEDI-LEARN Verlag GbR
Dorfstraße 57, 24107 Ottendorf
Tel. 0431 78025-0, Fax 0431 78025-262
E-Mail redaktion@medi-learn.de
www.medi-learn.de

Verlagsredaktion:
Dr. Marlies Weier, Dipl.-Oek./Medizin (FH) Désirée Weber, Denise Drdacky, Jens Plasger, Sabine Behnsch, Philipp Dahm, Christine Marx, Florian Pyschny, Christian Weier

Layout und Satz:
Fritz Ramcke, Kristina Junghans, Christian Gottschalk

Grafiken:
Dr. Günter Körtner, Irina Kart, Alexander Dospil, Christine Marx

Illustration:
Daniel Lüdeling

Druck:
A.C. Ehlers Medienproduktion GmbH

6. Auflage 2014
© 2014 MEDI-LEARN Verlag GbR, Marburg

Das vorliegende Werk ist in all seinen Teilen urheberrechtlich geschützt. Alle Rechte sind vorbehalten, insbesondere das Recht der Übersetzung, des Vortrags, der Reproduktion, der Vervielfältigung auf fotomechanischen oder anderen Wegen und Speicherung in elektronischen Medien.
Ungeachtet der Sorgfalt, die auf die Erstellung von Texten und Abbildungen verwendet wurde, können weder Verlag noch Autor oder Herausgeber für mögliche Fehler und deren Folgen eine juristische Verantwortung oder irgendeine Haftung übernehmen.

Wichtiger Hinweis für alle Leser
Die Medizin ist als Naturwissenschaft ständigen Veränderungen und Neuerungen unterworfen. Sowohl die Forschung als auch klinische Erfahrungen führen dazu, dass der Wissensstand ständig erweitert wird. Dies gilt insbesondere für medikamentöse Therapie und andere Behandlungen. Alle Dosierungen oder Applikationen in diesem Buch unterliegen diesen Veränderungen.
Obwohl das MEDI-LEARN Team größte Sorgfalt in Bezug auf die Angabe von Dosierungen oder Applikationen hat walten lassen, kann es hierfür keine Gewähr übernehmen. Jeder Leser ist angehalten, durch genaue Lektüre der Beipackzettel oder Rücksprache mit einem Spezialisten zu überprüfen, ob die Dosierung oder die Applikationsdauer oder -menge zutrifft. Jede Dosierung oder Applikation erfolgt auf eigene Gefahr des Benutzers. Sollten Fehler auffallen, bitten wir dringend darum, uns darüber in Kenntnis zu setzen.

Inhalt

1	**Blut**	**1**
1.1	Bestandteile des Blutes	1
1.1.1	Zelluläre Bestandteile	2
1.1.2	Elektrolyte und Metaboliten	2
1.1.3	Proteine	2
1.2	Die Aufgaben des Blutes	3
1.2.1	Transport	3
1.2.2	Homöostase	3
1.2.3	Abwehr und Selbstschutz	3
1.3	Erythrozyten	3
1.3.1	Erythropoese	4
1.3.2	Erythrozytensteckbrief	5
1.3.3	Erythrozytenstoffwechsel	5
1.4	Hämoglobin	9
1.4.1	Struktur des Hämoglobins	9
1.4.2	Struktur des Häm-Moleküls	10
1.4.3	Zustandsformen des Hämoglobins	10
1.4.4	Hämsynthese	11
1.4.5	Hämabbau	13
1.5	Myoglobin	15
1.6	Gastransport	19
1.6.1	Sauerstoffbindung	19
1.6.2	2,3-Bisphosphoglycerat (2,3-BPG)	20
1.6.3	Sauerstoffbindungskurve des Hämoglobins	21
1.6.4	Gasaustausch	21
1.7	Hämostase (Blutstillung und Blutgerinnung)	23
1.7.1	Vaskuläre Reaktion	24
1.7.2	Zelluläre Blutstillung	24
1.7.3	Plasmatische Gerinnung	25
1.7.4	Gerinnungshemmung	27
1.7.5	Antikoagulanzien	28
1.8	Fibrinolyse	29
1.9	Eisenstoffwechsel	29
1.10	Anämie	31
1.10.1	Erythrozytenparameter	31
1.10.2	Eisenmangel	31
1.10.3	Cobalamin-/Folatmangel	31
1.10.4	Sichelzellanämie	31
1.11	Normwerte	32
2	**Immunsystem**	**38**
2.1	Angeborene, unspezifische Immunmechanismen	38
2.2	Erworbene, spezifische Immunmechanismen	38
2.3	Antigene	39
2.3.1	Antigene Determinante	39
2.4	Immunzellen	40
2.4.1	Entwicklung der Immunzellen	40
2.4.2	Granulozyten	40
2.4.3	Monozyten	42
2.4.4	Mastzellen	43
2.4.5	T-Lymphozyten	44
2.4.6	B-Lymphozyten	47
2.4.7	NK-Zellen	47
2.5	Zytokine	49
2.6	MHC-Proteine	49
2.6.1	MHC-I-Proteine	50
2.6.2	MHC-II-Proteine	50
2.7	Antikörper	56
2.7.1	Struktur der Antikörper	56
2.7.2	Antikörperklassen	58
2.8	Komplementsystem	61
2.8.1	Klassische Komplementaktivierung	61
2.8.2	Lektin-abhängiger Weg	62
2.8.3	Alternative Komplementaktivierung	62
2.8.4	Endstrecke der Komplementaktivierung	63
2.8.5	Biologische Aktivität des Komplementsystems	63
2.9	Phagozytose	64
2.9.1	Reaktive Sauerstoffmetaboliten	65
Anhang		**70**
	IMPP-Bilder	70

„Gibt es Krankenhäuser am Kilimandscharo?"

Wir helfen Ihnen, Ihren Famulatur- und PJ-Auslandsaufenthalt vorzubereiten!

Mit kostenfreien Informationsmappen zu 32 Ländern

- Wertvolle Tipps
- Kontaktadressen
- Hintergrundinformationen
- Erfahrungsberichte von Medizinstudierenden und jungen Ärzten

Lassen Sie sich beraten!

Nähere Informationen und unseren Repräsentanten vor Ort finden Sie im Internet unter www.aerzte-finanz.de

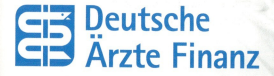

Standesgemäße Finanz- und Wirtschaftsberatung

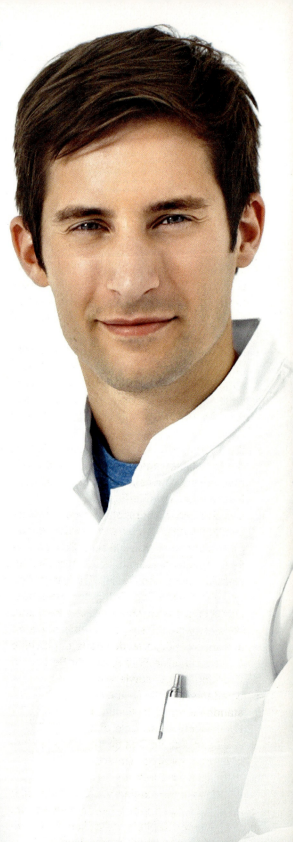

1 Blut

 Fragen in den letzten 10 Examen: 96

Stell dir einmal den menschlichen Körper als eine Stadt vor.
Die verschiedenen Stadtteile entsprechen verschiedenen menschlichen Organen:
- Das Industriegebiet mit verschiedenen Supermärkten, Warenhäusern und Getränkehallen entspricht unserem Verdauungstrakt. Hier können wir uns mit allem, was wir zum Leben brauchen, versorgen.
- Unser Nervensystem steht Pate für das Telefonnetz. Es verbindet die ganze Stadt und sorgt für Austausch und Verständigung zwischen den einzelnen Haushalten, die wiederum die Zellen des menschlichen Körpers darstellen.
- Die Nieren erfüllen die klassischen Aufgaben der Kläranlage unserer Stadt: Sie reinigen unser Abwasser und stellen es dem Nutzer wieder zur Verfügung.
- Das Straßenverkehrsnetz mit kleinen Gassen, beschaulichen Dorfstraßen, überfüllten Einkaufsmeilen, Parkplätzen, Schnellstraßen, Fußgängerzonen und Autobahnen steht für das menschliche Gefäßsystem. Der Verkehr, der sich Tag für Tag durch die Häuserfluchten drängt, entspricht unserem Blut: Verschiedenste Transporter liefern Waren aus unserer Körperstadt hinaus, es gibt eine Müllabfuhr, eine Polizei, die für Recht und Ordnung sorgt, sowie eine Straßenwacht, die für die Instandhaltung der Straßen verantwortlich ist. Und alle bewegen sich im Blut durch das Straßennetz unserer menschlichen Stadt.

Aber genug der Fabuliererei. Du hast sicher bereits verstanden, worauf wir hinauswollen. In den nächsten Kapiteln dreht sich nämlich alles um das spannende Thema „Blut".

Das Blut macht etwa **acht bis zehn Prozent unseres Körpergewichts** aus und hat ein Volumen von etwa vier bis sechs Litern. Bis zu 20 % kann ein gesunder Mensch ohne größere Probleme verlieren – bei einem stärkeren Verlust bekommt der Körper Schwierigkeiten.
Blut besteht aus einer wässrigen Phase und verschiedenen Stoffen, die darin gelöst sind. Hier unterscheidet man zwischen zellulären Bestandteilen (z. B. Erythrozyten), Proteinen (z. B. Gerinnungsfaktoren), Elektrolyten und Metaboliten (z. B. Glucose).
Sind all diese Stoffe in einer entnommenen Blutprobe enthalten, spricht man von **Vollblut**. Werden nach der Entnahme die zellulären Bestandteile herunterzentrifugiert, erhält man das **Plasma**, in dem aber z. B. die Gerinnungsfaktoren und andere freie Proteine noch enthalten sind. Werden auch die Gerinnungsfaktoren entfernt, heißt diese Flüssigkeit **Serum**.

> **Merke!**
>
> Blutplasma ohne die Gerinnungsfaktoren – vor allem ohne Fibrinogen – nennt man Blutserum.

1.1 Bestandteile des Blutes

In diesem Abschnitt geht es darum, wie diese faszinierende Flüssigkeit zusammengesetzt ist. Die folgenden Unterkapitel zu den Bestandteilen und Aufgaben des Blutes werden im schriftlichen Examen zwar kaum abgefragt, wer sie aber trotzdem beherrscht, dem bieten sich in einer mündlichen Prüfungen wunderbare Einstiegsmöglichkeiten in das Thema Blut und damit die Chance, gleich in den ersten Sekunden Punkte zu sammeln.

1 Blut

1.1.1 Zelluläre Bestandteile

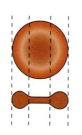

Erythrozyt

$\varnothing$ 7 – 8 µm

$5000 \cdot 10^9 \cdot l^{-1}$

Leukozyten

$7 \cdot 10^9 \cdot l^{-1}$

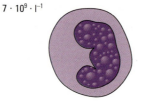

neutrophiler Granulozyt 59 %

Monozyt 6,5 %

Lymphozyt 31 %

eosinophiler Granulozyt 2,4 %

basophiler Granulozyt 0,6 %

Abb. 1: Blutzellen   medi-learn.de/6-bc6-1

Den zellulären Anteil des Blutes – ungefähr 45 % – nennt man **Hämatokrit**. Gebildet wird er größtenteils von den Erythrozyten, die zweitstärkste Fraktion stellen die Thrombozyten dar. Die Zellen der Immunabwehr – die Leukozyten – sind ebenfalls noch darin enthalten (s. IMPP-Bild 1, S. 70 und IMPP-Bild 2, S. 70).

1.1.2 Elektrolyte und Metaboliten

Elektrolyte sind wichtig für die Aufrechterhaltung der Zellfunktion und werden im Blut transportiert. Die häufigsten Elekrolyte sind
- Natrium, das für die Aufrechterhaltung von Membranpotenzialen notwendig ist, und
- Chlorid, das unter anderem eine Rolle im Erythrozytenstoffwechsel spielt.

Wie es in einigen Vororten einen fahrenden Bäcker, Metzger oder Fischhändler gibt, werden auch in unserer Stadt Nährstoffe und Stoffwechselprodukte im Blut frei transportiert. Dazu gehören die **Kohlenhydrate**, wie z. B **Glucose** – die „fahrenden Bäcker" unseres Körpers – aber auch die **Fette** und **Aminosäuren** – die „fahrenden Fleischverkäufer".

1.1.3 Proteine

Es gibt eine Vielzahl von Proteinen, die im Blut vorkommen. Allerdings musst du für das Physikum nicht alle auswendig kennen, da sie in dieser Form nicht gefragt werden. Wichtig ist dagegen, dass du dir etwas Grundsätzliches klarmachst: Trennt man die Plasmaproteine elektrophoretisch auf, ergibt sich ein spezifisches Verteilungsmuster. Gibt es dabei Veränderungen, so erlauben diese schon einige Rückschlüsse auf die Erkrankung eines Patienten.

Übrigens …
Die Elektrophorese ist ein Verfahren zur Auftrennung von Proteinen. Die Probe wird auf einen Träger – z. B. Zelluloseacetat gegeben, dieser wird unter Spannung gesetzt. Die Proteine wandern nun, abhängig von ihrer Masse und ihrer Ladung, unterschiedlich schnell den Träger entlang. Färbt man die entstandenen Proteinbanden ein und misst sie photometrisch, erhält man ein spezifisches Verteilungsmuster (s. Abb. 2, S. 3).

1.2 Die Aufgaben des Blutes

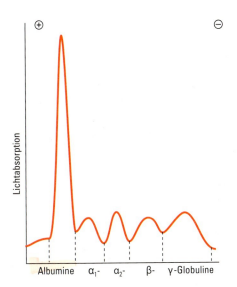

Abb. 2: Plasmaproteine   *medi-learn.de/6-bc6-2*

> **Merke!**
> - **Albumin** bildet eine **eigene Fraktion** und stellt den größten Anteil der Plasmaproteine.
> - Prothrombin gehört zu den **α₁-Globulinen**, Antithrombin III zu den **α₂-Globulinen** und Fibrinogen zu den **β-Globulinen**.
> - Die **γ-Globuline** werden von den Antikörpern gebildet.

1.2 Die Aufgaben des Blutes

Bevor du dich detailliert mit den speziellen Aufgaben des Blutes beschäftigst (s. 1.6, S. 19), gibt dir dieser Abschnitt zunächst einen groben Überblick darüber.

1.2.1 Transport

Das Blut stellt – wie der Verkehr in unserer Stadt – ein **Transportmedium** dar. Unsere fahrenden Händler transportieren Nahrungsmittel zu den Endverbrauchern: Nährstoffe und Stoffwechselprodukte werden durch den Organismus transportiert. Eine der Hauptaufgaben des Blutes ist der Sauerstofftransport durch die Erythrozyten. Diesen Part übernehmen in der Stadt die Heizöllaster, die Brennstoff in die Haushalte liefern.

1.2.2 Homöostase

Das Blut ist maßgeblich an der **Erhaltung von Gleichgewichten im Körper** beteiligt. Es reguliert den **Wasserhaushalt** zwischen den Zellen und dem Extrazellularraum, ist durch den Transport von Protonen und Bikarbonat sowie durch die puffernde Wirkung von Hämoglobin an der Aufrechterhaltung des **Säurebasenhaushalts** beteiligt und hält den **Temperaturhaushalt** des Körpers im Gleichgewicht.

1.2.3 Abwehr und Selbstschutz

Die Polizisten unseres Körpers – die Immunzellen – werden im Blut zu ihren Einsatzorten transportiert. Ein großer Teil der Immunabwehr spielt sich im Blut selbst ab, z. B. nach Infektionen mit Erregern, die den Weg in unser Gefäßsystem gefunden haben.
Ist das Straßennetz der Stadt defekt, rückt die Straßenwacht zur Instandsetzung an, um den Schaden zu beheben. In unserem Körper wird dieser Part vom Gerinnungssystem übernommen, dessen einzelne Faktoren im Blut transportiert werden und Verletzungen des Gefäßsystems reparieren.

1.3 Erythrozyten

Im Folgenden beschäftigen wir uns etwas näher mit den Erythrozyten, den Heizöllastern unseres Körpers. Diese Laster bringen ihren Brennstoff, – den Sauerstoff – zu den einzelnen Zellen.

1 Blut

1.3.1 Erythropoese

Erythrozyten bilden sich aus myeloischen Stammzellen im **roten Knochenmark**. Während ihrer Entwicklung bis hin zu reifen Erythrozyten verlieren sie ihren Zellkern und alle anderen Organellen. Betrachtet man die direkte Vorstufe der Erythrozyten – die Retikulozyten – im Mikroskop, meint man, einen Kern zu erahnen. Dabei handelt es sich jedoch um RNA, die die Retikulozyten noch zu geringer Proteinsynthese befähigt. Der **Verlust der Organellen** bedeutet für die Erythrozyten eine starke **Stoffwechseleinschränkung** – unser Heizöllaster hat also einen Dieselmotor.

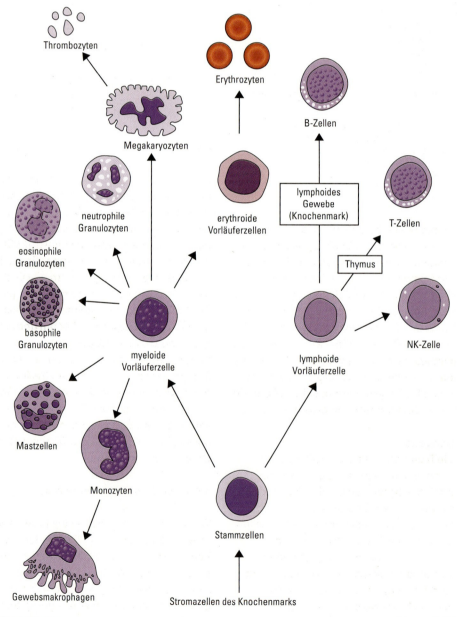

Abb. 3: Stammbaum

medi-learn.de/6-bc6-3

1.3.2 Erythrozytensteckbrief

> **Merke!**
> Erythrozyten haben KEINE Zellorganellen und KEINEN Kern.

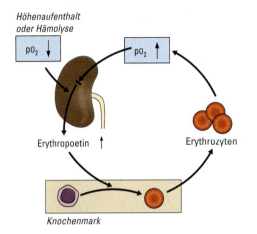

Abb. 4: Erythropoese — medi-learn.de/6-bc6-4

Die Erythropoese wird durch das in der Niere gebildete Glykoprotein **Erythropoetin** hormonell gesteuert. Die Produktion von Erythropoetin wird durch den Transkriptionsfaktor HIF (Hypoxie-induzierbarer Faktor) stimuliert, der wiederum durch den in der Niere gemessenen Abfall des Sauerstoffpartialdrucks (= pO_2) aktiviert wird. Dieser Abfall kann durch einen Höhenaufenthalt, bei dem in der Umgebung weniger Sauerstoff zur Verfügung steht, oder durch eine Hämolyse bedingt sein, bei der ein Mangel an Sauerstofftransportern herrscht.

> **Übrigens ...**
> Die Tatsache, dass die Erythropoese durch einen niedrigen pO_2 gesteigert wird, macht man sich bei Höhentrainingslagern im Leistungssport zunutze. Bildet man in der Höhe mehr Erythrozyten und kehrt dann in normale Höhenlagen zurück, steigt die Sauerstoffbindungskapazität des Blutes und damit die Leistungsfähigkeit. Also mehr oder weniger legales Doping.

Illegal ist allerdings die Einnahme von Erythropoetin (EPO).

1.3.2 Erythrozytensteckbrief

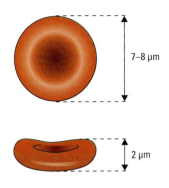

Abb. 5: Erythrozyten — medi-learn.de/6-bc6-5

Erythrozyten werden im Knochenmark geboren und kursieren dann durch den Organismus. Sie erfüllen ihre Aufgabe, indem sie O_2 ins Gewebe und CO_2 zur Lunge transportieren und sterben dann nach etwa **120 Tagen** in der Milz, wo die Blutmauser stattfindet. Neben den alten werden hier auch kranke und veränderte Erythrozyten aus dem Verkehr gezogen. Erythrozyten haben die **Form eines Diskus** mit einem **Durchmesser von 7–8 µm** und einer ungefähren **Dicke von 2 µm**.
Da die Kapillaren einen Durchmesser von nur 3–5 µm haben, ist eine **gute Verformbarkeit** der Erythrozyten Bedingung für einen funktionierenden Sauerstofftransport: Durch den sehr flexiblen Bau der Erythrozytenmembran passt sich der Erytrozyt mühelos den engen Gefäßen an.

1.3.3 Erythrozytenstoffwechsel

Wie oben erwähnt, haben die Erythrozyten in ihrer Entwicklung ihre Organellen verloren. Schauen wir uns also erst einmal an, was unsere Erythrozyten NICHT können oder besitzen, was ihnen aber – vor allem in den Fragen des schriftlichen Examens – gerne angedichtet wird:

1 Blut

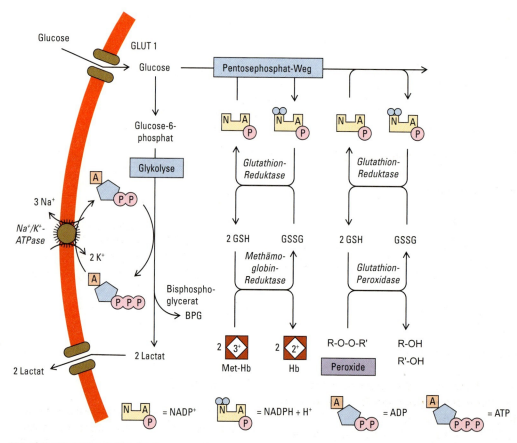

Abb. 6: Erythrozytenstoffwechsel

Erythrozyten haben
- **keinen Citratzyklus,**
- **keine Atmungskette,**
- **keine ß-Oxidation** (daher keine Verarbeitung von Fettsäuren),
- **keine Pyruvat-Dehydrogenase-Reaktion,**
- **keine Häm-Biosynthese und**
- **keine Ketonkörper-Synthese,**

da ihnen die Mitochondrien fehlen.
Im Zytoplasma und daher auch in den Erythrozyten finden aber
- **die anaerobe Glykolyse,**
- **der Pentosephosphatweg und**
- **die Glutathion-Synthese statt.**

In Abb. 6, S. 6 ist der komplette, für das Physikum relevante Stoffwechsel der Erythrozyten zusammengefasst.
Schauen wir also unseren kleinen Heizöllastern mal unter die Motorhaube.

Anaerobe Glykolyse

Die Erythrozyten benötigen – wie alle anderen lebenden Zellen auch – **Energie in Form von ATP.** Dieses ATP wird beispielsweise für den **Antrieb von Ionenpumpen (wie der Na⁺/K⁺-ATPase), die Strukturerhaltung der Membran** und die wichtige **Glutathion-Synthese** benötigt.
Um also an das dringend benötigte ATP zu kommen, nehmen die Erythrozyten über einen **insulinunabhängigen** Glucosetransporter **(GLUT 1)** Glucose auf und führen es anschließend der Glykolyse zu. Da den Erythrozyten aber mit den Mitochondrien auch die Atmungskette fehlt, können sie sich anschließend nur der ineffizienten anaeroben Glykolyse bedienen. Im Erythrozyten werden 90 % der Glucose so verstoffwechselt.

1.3.3 Erythrozytenstoffwechsel

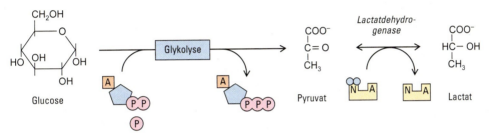

Abb. 7: Glykolysebilanz   *medi-learn.de/6-bc6-7*

Abb. 8: Anaerobe Glykolyse   *medi-learn.de/6-bc6-8*

Die anderen 10 % der Glucose wandern in den **Pentosephosphatweg** (s. Abb. 6, S. 6), der die Reduktionsäquivalente in Form von NADPH + H$^+$ für die Bereitstellung von reduziertem Glutathion (s. Abb. 9, S. 8) liefert.
In der Glykolyse entstehen aus 1 Mol Glucose, 2 Mol ADP und 2 Mol NAD$^+$ **zunächst** 2 Mol Pyruvat, 2 Mol NADH + H$^+$ und 2 Mol ATP.
Die entstandenen NADH + H$^+$ werden jetzt aber NICHT in der Atmungskette (hier entstünden pro Mol Glucose **max. 32 ATP**), sondern durch die Bildung von **Lactat aus Pyruvat** regeneriert (oxidiert) – daher die Bezeichnung **anaerobe Glykolyse**. Das entstandene **Lactat** gibt der Erythrozyt ins Blut ab.
Man könnte nun meinen, dass im Erythrozyten in der anaeroben Glykolyse netto 2 Mol ATP pro Mol Glucose entstehen, eine Aussage, die im Examen gerne als Fangfrage auftaucht. Tatsächlich entstehen aber netto **weniger als 2 Mol ATP** und auch etwas weniger als 2 Mol Lactat.

> **Merke!**
>
> Im Erythrozyten entstehen in der anaeroben Glykolyse netto weniger als die möglichen 2 mol ATP aus einem Mol Glucose, da ein Teil des 1,3-BPG in 2,3-BPG (s. 1.6.2, S. 20) umgewandelt wird. Dabei geht eine energiereiche Bindung verloren.

Pentosephosphatweg

Im oxidativen ersten Teil des **Pentosephosphatwegs** wird Glucose-6-Phosphat zu Ribulose-5-Phosphat oxidiert. Der dabei frei gewordene Wasserstoff wird durch NADP$^+$ aufgenommen. Insgesamt entstehen hier pro Mol Glucose **12 Mol NADPH + H$^+$**, da die Glucose letztendlich zu 6 CO$_2$ abgebaut wird.
Dieses NADPH + H$^+$ benötigen die Erythrozyten **zur Reduktion von oxidiertem Glutathion**.

1 Blut

Übrigens ...
Malaria-Erreger benötigen für ihren Stoffwechsel das NADPH der Erythrozyten.
Patienten mit einem **Glucose-6-Phosphat-Dehydrogenase-Mangel** können weniger NADPH produzieren und haben so einen gewissen Schutz gegen die schwere Form der Malaria. Allerdings sollten diese Personen weder Saubohnen (vicia faba), noch Sulfonamide oder Anti-Malaria-Mittel wie Primaquin zu sich nehmen, da es sonst zu hämolytischen Krisen kommt.

Glutathion

Glutathion ist ein **Tripeptid** und wird von den Erythrozyten aus den Aminosäuren Glutamat, Cystein und Glycin synthetisiert. Diese Synthese verläuft unter dem **Verbrauch von 2 ATP**. Glutathion ist ein sehr wirksames **Antioxidationsmittel:** Es wird an Stelle von anderen Molekülen oxidiert und schützt diese so. Es stellt also einen Bestandteil des Motorenöls unseres Diesellasters dar, der ihn vor Kolbenfressern und ähnlichen Gemeinheiten bewahrt.
Bei dieser Oxidation verbinden sich die Cysteine der beiden Glutathion-Moleküle zu einem Disulfid (s. Abb. 9, S. 8).
Für die Regeneration der oxidierten Glutathionmoleküle benötigt der Erythrozyt NADPH + H$^+$, das er aus dem Pentosephosphatweg (s. Abb. 6, S. 6) bezieht.
Da beim Sauerstofftransport ständig kleine Mengen an reaktiven Sauerstoffverbindungen frei werden, die als starke Oxidationsmittel wirken, würde unser Dieselmotor ohne reduziertes Glutathion schnell verschleißen. 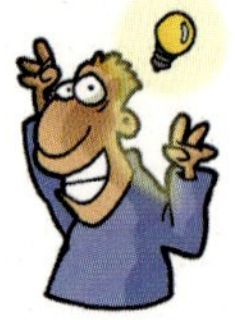
Ein Glutathion-Molekül verfügt über zwei negative (COO$^-$) und eine positive (NH$_3^+$) Ladung, als Disulfid sind es doppelt so viele.

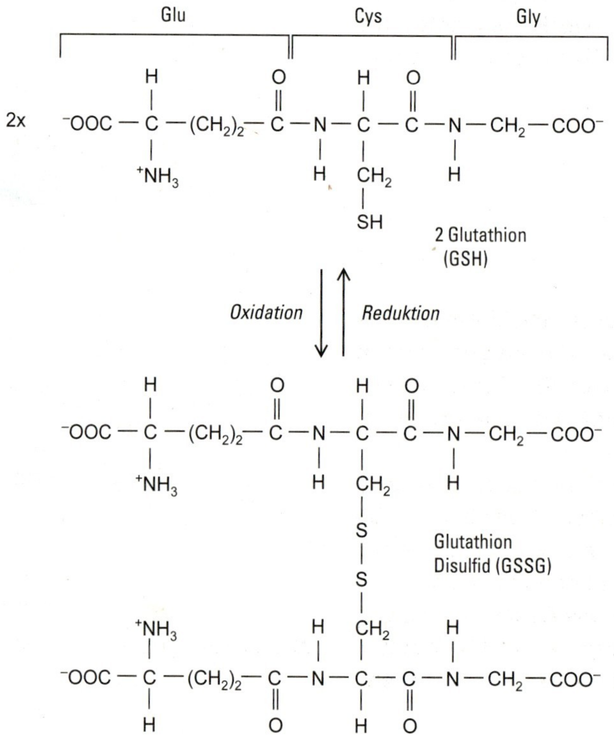

Abb. 9: Glutathion

medi-learn.de/6-bc6-9

Weitere gern gefragte Funktionen des Glutathions:
- Beteiligung bei der **Reduktion von Methämoglobin** zu funktionsfähigem Hämoglobin
- Beteiligung bei der **Entgiftung von Peroxiden** (reaktive Sauerstoffverbindungen)
- Bestandteil von **Leukotrien C4**

1.4 Hämoglobin

Hämoglobin (Hb) ist der **rote Blutfarbstoff** der Erythrozyten und für den **Sauerstofftransport** verantwortlich. Es entspricht also dem Tank unserer kleinen Heizöllaster.

Männer haben eine durchschnittliche **Hämoglobinkonzentration** von **16 g/dl** im Blut, Frauen von **14 g/dl**.

Außer Sauerstoff transportiert Hämoglobin auch einen Teil des CO_2 und wirkt als Puffer.

1.4.1 Struktur des Hämoglobins

Hämoglobin ist ein kugelförmiges Protein. Als **Tetramer** besteht es aus **vier Proteinketten**, die jeweils **ein** Häm-Molekül (prosthetische Gruppe) gebunden haben.

> **Merke!**
>
> Ein Hämoglobinmolekül enthält 4 Häm-Moleküle.

Bei den Proteinketten unterscheidet man mehrere verschiedene Typen, die mit griechischen Buchstaben benannt werden. Für die Physikumsprüfung sind davon vier interessant: α, β, γ und δ.

Innerhalb eines Hämoglobinmoleküls sind jeweils zwei Ketten identisch. Von den Kombinationsmöglichkeiten, die sich daraus ergeben, solltest du dir die folgenden drei merken:
- **HbA1** bildet **97,5 %** des Gesamt-Hämoglobins eines Erwachsenen („A" für „adult"). Es besteht aus **zwei α- und zwei β-Ketten**.
- **HbA2** bildet die restlichen **2,5 % des Erwachsenenhämoglobins**. Es besteht aus **zwei α- und zwei δ-Ketten**.
- **HbF** bildet den **Hämoglobinbestand der Feten** („F" für „fetal"). Es besteht aus **zwei α- und zwei γ-Ketten** und hat eine viel **höhere Sauerstoffaffinität** als adultes Hämoglobin, da es den Sauerstoff aus dem mütterlichen Blut abzweigen muss.

Name	Ketten	Vorkommen
HbA_1	2 α, 2 β	97,5 % des adulten Hämoglobins
HbA_2	2 α, 2 δ	2,5 % des adulten Hämoglobins
HbF	2 α, 2 γ	fetales Hämoglobin

Tab. 1: Hämoglobinarten

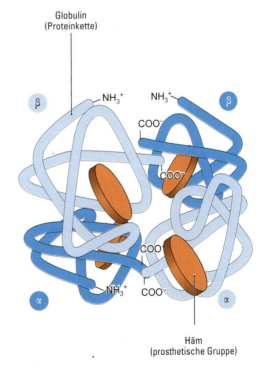

Abb. 10: Hämoglobin A

medi-learn.de/6-bc6-10

1 Blut

1.4.2 Struktur des Häm-Moleküls

Das Häm-Molekül besitzt ein zentral gebundenes, zweiwertiges Eisenion. Dieses Fe^{2+}-Ion hat sechs Koordinationsstellen. Das heißt, es kann sechs koordinative Bindungen eingehen (mehr zu Komplexen s. Skript Chemie 1).

Über vier Koordinationsstellen ist es mit dem Porphyringerüst des Häm-Moleküls verbunden. Eine Koordinationsstelle dient der kovalenten Bindung an einen Histidinrest der Globinkette des Hämoglobins. An die sechste freie Bindungsstelle kann der molekulare Sauerstoff binden.

Diese Bindungsstellen sind also wie folgt belegt:

- **vier Bindungen an das Porphyringerüst**,
- **eine kovalente Bindung an einen Histidinrest der Globinkette**,
- **eine Bindungsstelle für das O_2-Molekül**.

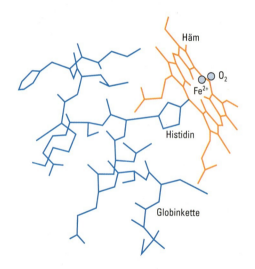

Abb. 11: Häm *medi-learn.de/6-bc6-11*

Übrigens ...
Gerne gefragt wird auch die Tatsache, dass im **Cytochrom c**, das ebenfalls eine Häm-Gruppe enthält, das Häm-Molekül über **Thioetherbindungen** an das Protein gebunden ist.

1.4.3 Zustandsformen des Hämoglobins

Das Hämoglobinmolekül kann – abhängig von z. B. seiner Beladung oder der Ladung seiner gebundenen Eisenionen – verschiedene Zustandsformen annehmen, die auch schon des Öfteren im Examen gefragt wurden:

- **oxygeniertes Hämoglobin (HbO_2):**
  Die Bindung von Sauerstoff an das Hämoglobin ist **reversibel**. Man bezeichnet sie als **Oxygenierung** und keinesfalls als Oxidation, wie in der schriftlichen Prüfung gerne behauptet wird.
- **desoxygeniertes Hämoglobin (DesoxyHb):** An seinem Bestimmungsort entlässt das Hämoglobin den Sauerstoff aus der Bindung. An seine Bindungsstelle kann nun Wasser gebunden werden.
- **Methämoglobin (MetHb):**
  Wird das im Hämoglobin zweiwertige Fe^{2+} zu **dreiwertigem Fe^{3+}** oxidiert, spricht man von **MetHb**. MetHb ist NICHT mehr in der Lage, Sauerstoff zu binden. Es wird aber glücklicherweise durch die **MetHb-Reduktase** und **Glutathion** als Coenzym wieder zu reduziertem Hämoglobin entgiftet.
- **glykiertes Hämoglobin (HbA_{1c}):** In einer **nichtenzymatischen Reaktion** kann Glucose an die β-Kette des Hämoglobins binden. Diese Bindung ist **dauerhaft**. Bei normalem Blutzuckerspiegel sind fünf bis acht Prozent des Hämoglobins glykiert. Je höher der Blutzuckerspiegel ist, desto häufiger findet diese Bindung statt.
- **Carboxyhämoglobin (HbCO):**
  Kohlenmonoxid (CO) konkurriert mit Sauerstoff um die **gleiche Bindungsstelle**. Es hat allerdings eine **300fach höhere Affinität zum Fe^{2+}-Ion** als Sauerstoff und verhindert daher den Sauerstofftransport.
- **Carbaminohämoglobin ($HbCO_2$):**
  Ein Teil des im Gewebe entstandenen CO_2 (etwa 15 %) wird direkt an den N-Terminus der Proteinkette des Hämoglobins gebunden und so zur Lunge transportiert.

1.4.4 Hämsynthese

Übrigens …
- Bei der Entstehung von MetHb – beispielsweise durch Vergiftungen mit Nitriten oder H_2O_2 – entsteht ein **Superoxidradikal** ($\cdot O_2^-$). Einen Punkt kannst du in der Prüfung schon dadurch sammeln, wenn du dir merkst, dass die **Superoxiddismutase**, die diese Radikale entgiftet, **kupfer- und zinkhaltig** ist.
- In der Klinik bezeichnet man glykosyliertes Hämoglobin auch als **Blutzuckergedächtnis**, da über seinen Spiegel Rückschlüsse auf die Höhe des Blutzuckerspiegels in der Vergangenheit gezogen werden können: Erythrozyten leben immerhin 120 Tage.
- Rauchen erhöht den Spiegel an HbCO auf bis zu zehn Prozent.

1.4.4 Hämsynthese

Häm ist die **prosthetische Gruppe** des Hämoglobins und wird in den Erythroblasten gebildet. Es besteht aus **vier Pyrrolringen**, die sich zu einem **Porphyrinmolekül** zusammenlagern. Im Zentrum dieses Porphyrins ist ein **zweiwertiges Fe^{2+}-Ion** gebunden, das für die Sauerstoffbindung und die Bindung an die Proteinkette des Hämoglobins verantwortlich ist.

Erster Teil: Mitochondrium

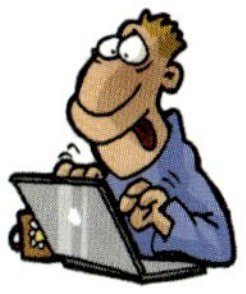

Die Synthese des Häms findet in den Mitochondrien und im Cytoplasma der Erythroblasten statt. Von dem relativ komplexen Prozess musst du dir aber nur einige wenige Eckdaten merken.

Die Hämsynthese beginnt in den **Mitochondrien: Glycin und Succinyl-CoA werden von der δ-Aminolävulinsäure-Synthase zu δ-Aminolävulinsäure (δ-ALA) verbunden.**
Als Zwischenprodukt entsteht dabei α-Amino-β-Keto-Adipinsäure, die spontan zu δ-ALA decarboxyliert.

Übrigens …
- Das Schrittmacher-Enzym der Häm-Synthese ist der **δ-ALA-Synthase**.
- Auch in den Hepatozyten findet die Häm-Biosynthese statt, da es auch dort einige Moleküle gibt, die Häm als prosthetische Gruppe enthalten. Ein Beispiel dafür ist das Cytochrom c, das in der Leber synthetisiert wird.

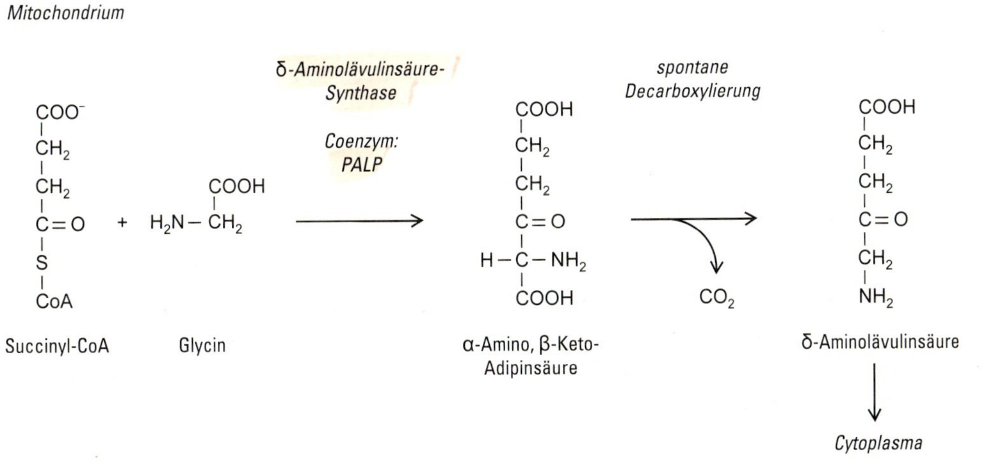

Abb. 12: Der erste Teil der Hämsynthese

1 Blut

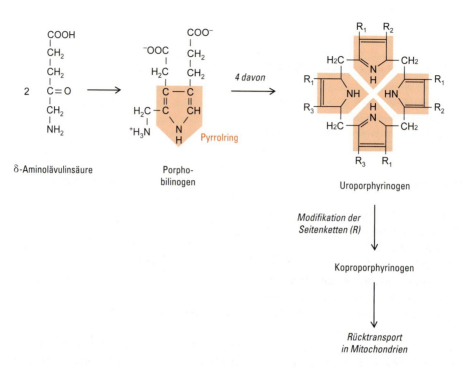

Abb. 13: Der zweite Teil der Hämsynthese

medi-learn.de/6-bc6-13

Zweiter Teil: Zytosol

Der zweite Teil der Hämsynthese findet im **Cytoplasma** statt. Zwei δ-ALA Moleküle lagern sich dort zu einem Molekül namens **Porphobilinogen** zusammen, wobei ein **Pyrrolring** entsteht. Anschließend verbinden sich vier dieser Porphobilinogen-Moleküle zu Uroporphyrinogen III. Nun werden noch die Seitenketten dieses Moleküls modifiziert, wobei Koproporphyrinogen III entsteht, und damit ist sein Aufenthalt im Zytosol auch schon beendet: Es geht zurück ins Mitochondrium.

Dritter Teil: Mitochondrium

In den Mitochondrien finden noch mehrere Oxidationen der Seitenketten statt. Im letzten Schritt der Synthese steckt dann ein Enzym namens **Ferrochelatase** das zweiwertige Fe^{2+}-Ion in das Protoporphyrin IX und macht das Häm-Molekül dadurch zum Einbau ins Hämoglobin bereit.

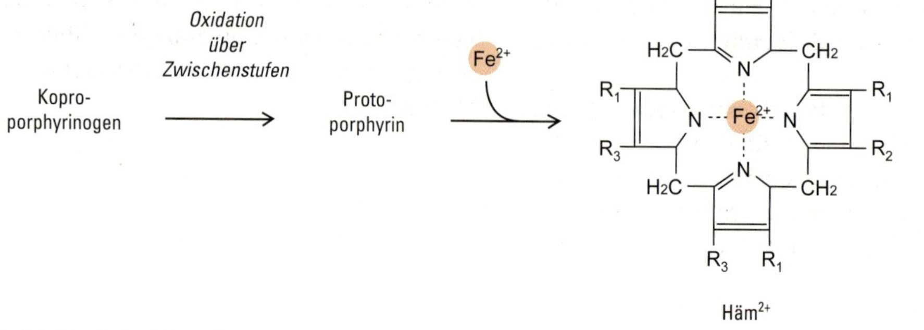

Abb. 14: Der dritte Teil der Hämsynthese

medi-learn.de/6-bc6-14

Häm reguliert seine eigene Synthese durch **Endprodukthemmung** (= negatives Feedback). Diese Hemmung findet auf zwei Ebenen statt, nämlich

- durch direkte Hemmung der δ-Aminolävulinsäure-Synthase und
- durch Hemmung der Transkription dieses Enzyms.

1.4.5 Hämabbau

Ein Erythrozyt lebt 120 Tage. Doch was passiert danach mit ihm und wie geht es vor allem mit dem Häm-Molekül weiter?
Erythrozyten finden ihre letzte Ruhestätte in den Zellen des **retikuloendothelialen Systems (RES)**, wo sie abgebaut werden. Dazu gehören die Zellen des Monozyten-Makrophagen-Systems (s. 2.4.3, S. 42) der Leber, der Milz und des Knochenmarks. Sie bilden die Schrottplätze, auf denen unsere Heizöllaster ausgeschlachtet und verschrottet werden.
Wird ein Erythrozyt schon in der Peripherie (Blutbahn) zerstört, gelangt das freie Hämoglobin – gebunden an **Haptoglobin** – ebenfalls zu den Zellen des RES.
In diesen Zellen wird der Globinanteil des Hämoglobins (die Proteinketten) in seine Aminosäurebausteine zerlegt und das Eisen abgespalten.

Ringspaltung im RES

Weitaus wichtiger für dein Examen ist jedoch der folgende Abbau des Häm-Moleküls:
Das Ringsystem des hinterbliebenen Häm-Moleküls wird durch die **Häm-Oxygenase** gespalten. Es entsteht **Biliverdin**, eine blau-grüne Substanz.
Daneben wird in bei diesem Vorgang, der NADPH benötigt, auch Kohlenmonoxid (CO) freigesetzt. Weiterhin solltest du dir merken, dass die prosthetische Gruppe der Häm-Oxygenase das Cytochrom P 450 ist.

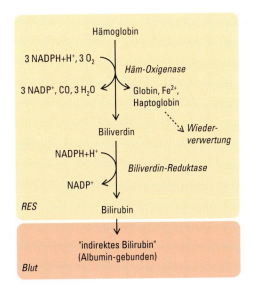

Abb. 15: Ringspaltung im RES *medi-learn.de/6-bc6-15*

Biliverdin wird dann – wieder unter Verbrauch von $NADPH+H^+$ – weiter zu **Bilirubin** (Farbe jetzt orange-rot) reduziert, das ans Blut abgegeben wird. Es ist kaum wasserlöslich und wird daher zum Transport an **Albumin** gebunden. In seiner gebundenen Form bezeichnet man es als **indirektes Bilirubin**.

> **Merke!**
>
> **Indirektes** Bilirubin ist an Albumin gebunden, wird also **indirekt** transportiert.

Dieser Abbauweg erklärt auch das faszinierende Farbenspiel, welches sich bei einem blauen Fleck abspielt und für das sich auch das IMPP interessiert: von blau (DesoxyHb) über blau-grün (Biliverdin) zu orange-rot (Bilirubin) verwandelt sich diese meist schmerzhafte Erfahrung.

1 Blut

Konjugation in der Leber

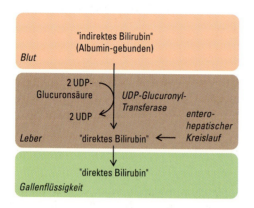

Abb. 16: Konjugation in der Leber

medi-learn.de/6-bc6-16

An Albumin gebunden wird das indirekte Bilirubin zur **Leber** transportiert. Dort werden die **Propionylreste** des Bilirubins (sie beinhalten jeweils eine Carboxylgruppe) durch die **UDP-Glucuronyltransferase** mit zwei Molekülen **UDP-Glucuronsäure** konjugiert. Es entsteht das gut wasserlösliche **Bilirubindiglucuronid (direktes Bilirubin)**, das durch **aktiven Transport** in die Galle abgeben wird.

> **Übrigens ...**
> Im Examen wird gerne behauptet, bei der Abgabe des Bilirubindiglucuronids in die Galle handle es sich um passive Diffusion. Diese Aussage ist jedoch FALSCH! Bilirubindiglucuronid wird aktiv in die Gallencanaliculi sezerniert.

Merke!

Direktes Bilirubin wird **direkt** ausgeschieden.

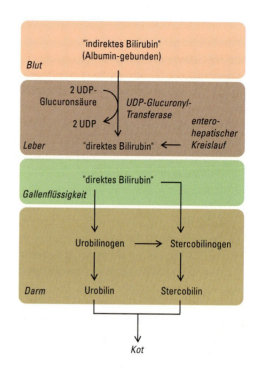

Abb. 17: Ausscheidung durch den Darm

medi-learn.de/6-bc6-17

Mit der Galle gelangt das direkte Bilirubin in den Darm, wo es von **Darmbakterien** zu **Uro- und Stercobilinogen** umgesetzt wird. Ein kleiner Teil davon wird aus dem Darm resorbiert und wandert über den **enterohepatischen Kreislauf** wieder in die Leber. Der überwiegende Teil wird jedoch zu Urobilin und Stercobilin oxidiert, die mit dem Faezes unseren Körper verlassen und ihm seine charakteristische Farbe verleihen.

Ikterus

Den physiologischen Abbau des Häms hast du nun kennengelernt. Ist der Abbauweg allerdings an irgendeiner Station gestört, kann es zu einer **Bilirubineinlagerung** in die Haut kommen: Die Haut verfärbt sich gelb und man spricht von einem **Ikterus** (Gelbsucht).
– Kommt es zu einem vermehrten Anfall von Bilirubin – z. B. durch verstärkte Hämolyse – spricht man von einem **prähepatischen**

oder hämolytischen Ikterus, da die Ursache VOR der Leber liegt.
- Ist die Leber geschädigt und kann das Bilirubin deswegen nur schlecht verarbeiten, spricht man von einem **intrahepatischen** oder hepatozellulären Ikterus, da das Problem IN der Leber liegt.
- Ein Verschluss der ableitenden Gallenwege führt dagegen zu einem **posthepatischen** oder Stauungsikterus, da der Auslöser HINTER der Leber liegt.

Übrigens ...
Der physiologische Neugeborenenikterus erklärt sich durch den vermehrten Abbau HbF-haltiger Erythrozyten und eine verminderte Aktivität der UDP-Glucuronyltransferase.

1.5 Myoglobin

Jetzt, wo du dich mit dem Hämoglobin vertraut gemacht hast, solltest du noch lernen, es klar vom **Myoglobin** abzugrenzen. Im Physikum wird nämlich häufig versucht, die Eigenschaften dieser beiden Moleküle zu vermischen und sie dann nur einem Molekül zuzusprechen.
Myoglobin ist der rote Muskelfarbstoff und bildet den **Sauerstoffspeicher des Muskels**. In unserer Stadt ist es mit den Heizöltanks der Haushalte zu vergleichen.
Im Gegensatz zu Hämoglobin ist Myoglobin ein **Monomer** und besteht aus nur einer **β-Proteinkette**. Mit dieser β-Kette ist auch nur **ein** Häm verknüpft.
Da Myoglobin als Sauerstoffspeicher dient, hat es eine **stärkere Affinität zu Sauerstoff** als Hämoglobin.

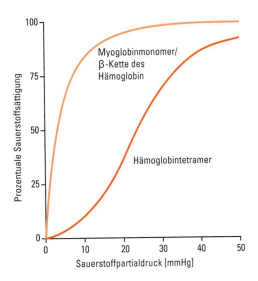

Abb. 18: Sauerstoffbindungskurve des Myoglobins

medi-learn.de/6-bc6-18

Betrachtet man die **Sauerstoffbindungskurven**, in denen die Sauerstoffsättigung in Abhängigkeit vom Sauerstoffpartialdruck dargestellt ist, fällt außerdem auf, dass die Sauerstoffbindungskurve des Myoglobins in Form einer **Hyperbel** verläuft. Myoglobin nimmt also schon bei einem sehr niedrigen pO_2 sehr viel Sauerstoff auf und gibt ihn erst bei einem niedrigen pO_2 wieder ab.
Die Sauerstoffbindungskurve des Hämoglobins verläuft dagegen sigmoidal (s-förmig).

DAS BRINGT PUNKTE

Bei der Thematik **Erythrozytenstoffwechsel** werden die Fragen manchmal so gemein formuliert, dass du gut aufpassen musst, um nicht irregeführt zu werden. Behalte also einen kühlen Kopf und präge dir die folgenden Fakten gut ein:

- Glucose gelangt unabhängig von Insulin über GLUT 1 in die Erythrozyten.
- Der Pentosephosphatweg liefert Reduktionsäquivalente in Form von NADPH + H$^+$.
- Der Erythrozyt gewinnt in der anaeroben Glykolyse netto weniger als 2 Mol ATP.
- Der wichtigste Bestandteil von Glutathion ist die SH-Gruppe des Cysteins. Mit ihr kann das Molekül schützende Reaktionen eingehen.
- Glutathion (GSH) besitzt 2 negative Ladungen und 1 positive Ladung, als Disulfid (GSSG) dann 4 negative und 2 positive.

Da die **Zustandsformen des Hämoglobins** im Examen gerne gefragt werden, ist es auf alle Fälle lohnenswert, sich die folgenden Fakten gut einzuprägen:

- Im MetHb liegt Eisen dreiwertig vor.
- Hämoglobin kann nichtenzymatisch glykosyliert werden.
- CO bindet an die gleiche Bindungsstelle wie O$_2$.
- HbF hat eine höhere Sauerstoffaffinität als adultes Hb.

Da im Examen zur **Hämsynthese** besonders gerne die δ-Aminolävulinsäure-Synthase gefragt wurde, solltest du dir folgende Fakten gut einprägen:

- Die δ-Aminolävulinsäure-Synthase verbindet Glycin und Succinyl-CoA zu δ-Aminolävulinsäure.
- Die δ-Aminolävulinsäure-Synthase ist das Schrittmacherenzym der Häm-Biosynthese und arbeitet Pyridoxalphosphat (PALP)-abhängig.

Was den **Hämabbau** angeht, so sollten dir – bewaffnet mit dem folgenden Wissen – die Fragen sichere Punkte bescheren:

- Die prosthetische Gruppe der Häm-Oxygenase ist Cytochrom P450.
- Die Häm-Oxygenase spaltet den Häm-Ring und setzt dabei Kohlenmonoxid frei.
- Die Spaltung verbraucht NADPH + H$^+$.
- Bilirubin ist schwer wasserlöslich und enthält zwei Carboxylgruppen.
- Albumin transportiert indirektes Bilirubin zur Leber.
- Bilirubin wird in der Leber mit UDP-Glucuronsäure konjugiert.
- Bilirubindiglucuronid wird aktiv in die Gallencanaliculi sezerniert.

FÜRS MÜNDLICHE

Zum Einstieg in die Biochemie des Blutes kommen hier die Fragen aus unserer Prüfungsprotokoll-Datenbank. In der mündlichen Prüfung wird gerne gefragt:

1. Bitte erläutern Sie, wie ein Erythrozyt seinen Energiebedarf deckt.
2. Was fällt Ihnen zum Thema Glutathion ein?

FÜRS MÜNDLICHE

3. Erläutern Sie bitte, welche Bedeutung HbF hat.

4. Bitte erklären Sie, warum Kohlenmonoxid ein für den Menschen gefährliches Gas ist.

5. Fassen Sie bitte den Ablauf der Hämsynthese zusammen.

6. Was können Sie mir zum Erythrozyten-Abbau erklären?

7. Sie haben sich gestoßen und bekommen ein Hämatom (= blauer Fleck). Warum verändert sich die Farbe des Hämatoms über die Zeit?

8. Was fällt ihnen zum Thema Bilirubin ein?

9. Bitte erklären Sie, was man unter einem Ikterus versteht.

10. Vergleichen Sie bitte Myoglobin mit Hämoglobin.

---

1. Bitte erläutern Sie, wie ein Erythrozyt seinen Energiebedarf deckt.
- Erythrozyten bedienen sich der anaeroben Glykolyse, da sie keine Mitochondrien besitzen.
- Dabei werden netto weniger als 2 Mol ATP aus 1 Mol Glucose gewonnen, da 1,3-BPG zur Produktion von 2,3-BPG (s. 1.6.2, S. 20) abgezweigt wird.

2. Was fällt Ihnen zum Thema Glutathion ein?
Glutathion:
- ist ein Tripeptid und
- ein biologisches Antioxidans,
- dient der Entgiftung von Peroxiden,
- wird ATP-abhängig synthetisiert und
- oxidiertes Glutathion wird NADPH + H$^+$-abhängig regeneriert.

3. Erläutern Sie bitte, welche Bedeutung HbF hat.
- HbF ist das fetale Hb
- Es besteht aus zwei α- und zwei γ-Ketten
- HbF hat eine höhere Sauerstoffaffinität als adultes Hb, da der O_2 aus dem mütterlichen Kreislauf abgezweigt werden muss.

4. Bitte erklären Sie, warum Kohlenmonoxid ein für den Menschen gefährliches Gas ist.
- CO hat die gleiche Hb-Bindungsstelle wie O_2.
- CO bindet daran mit höherer Affinität als O_2.
- Neben der Blockade der Bindungsstelle sorgt gebundenes CO auch noch für eine Linksverschiebung der O_2-Bindungskurve.
- Die Bindung des CO ist reversibel.
- Die Behandlung erfolgt in Form einer Sauerstoffbeatmung.
- Sauerstoff kann CO aus seiner Bindung kompetitiv verdrängen.

5. Fassen Sie bitte den Ablauf der Hämsynthese zusammen.
- Die Hämbiosynthese verläuft sowohl in den Mitochondrien als auch im Zytosol.
- Zunächst verbindet die δ-Aminolävulinsäure-Synthase Glycin und Succinyl-CoA zu δ-Aminolävulinsäure.
- Die Zusammenlagerung von zwei Molekülen δ-Aminolävulinsäure führt zur Entstehung von Porphobilinogen III.
- Anschließend kommt es zur Zusammenlagerung von vier Porphobilinogen-Molekülen.
- Zuletzt erfolgt der Einbau von Eisen durch die Ferrochelatase – erneut im Mitochondrium.

FÜRS MÜNDLICHE

6. Was können Sie mir zum Erythrozyten-Abbau erklären?
- Erythrozyten werden nach ca. 120 Tagen von Zellen des RES in Milz, Leber oder Knochenmark eliminiert.
- Das Globin wird in seine Aminosäuren zerlegt und das Eisen zur Wiederverwertung abgespalten.
- Das Häm-Molekül wird durch die Hämoxygenase unter NADPH-Verbrauch zu Biliverdin gespalten, dabei entsteht auch CO.
- Biliverdin wird wieder mit Hilfe von NADPH zu Bilirubin reduziert.
- Da Bilirubin zunächst schlecht wasserlöslich ist wird es an Albumin gebunden zur Leber transportiert. Man nennt es daher auch indirektes Bilirubin.
- In der Leber wird es glucuronidiert und über als direktes Bilirubin die Galle aktiv ausgeschieden.
- Im Darm wird es dann zu Stercobilin und Urobilin umgesetzt.

7. Sie haben sich gestoßen und bekommen ein Hämatom (= blauer Fleck). Warum verändert sich die Farbe des Hämatoms über die Zeit?
- Zuerst ist das Hämatom rot und blau, diese Farbe wird durch das Hämoglobin (rot) bzw. Desoxyhämoglobin (blau) der Erythrozyten verursacht.
- Die Farbveränderung im weiteren Verlauf kommt durch den Häm-Abbau vor Ort zustande: Das zunächst entstehende Biliverdin gibt eine grün-blaue Farbe, das Bilirubin dann eine orangegelbe Farbe.

8. Was fällt ihnen zum Thema Bilirubin ein?
- Es ist schlecht löslich und muss daher an Albumin gebunden transportiert werden.
  - Es wird in der Leber glucuronidiert und anschließend in die Galle ausgeschieden.
  - Im Darm erfolgt der Abbau zu Urobilin und Stercobilin durch Darmbakterien.

9. Bitte erklären Sie, was man unter einem Ikterus versteht.
- Gelbsucht = Gelbverfärbung der Haut und Skleren durch Bilirubineinlagerung.
- Ursachen: Der Abbau oder die Ausscheidung von Bilirubin ist gestört.

10. Vergleichen Sie bitte Myoglobin mit Hämoglobin.
Myoglobin
- ist der Sauerstoffspeicher des Muskels,
- ist ein Monomer und besteht aus einer β-Proteinkette und
- kann ein O_2 binden, da es ein Häm-Molekül enthält.

Hämoglobin
- ist der sauerstofftransportierende rote Blutfarbstoff,
- ist ein Tetramer und
- kann vier O_2 binden, da es vier Häm-Moleküle enthält.

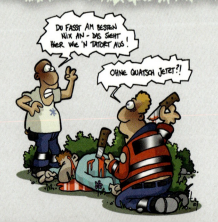

Pause

Erste Pause!
Hier was zum Grinsen für Zwischendurch ...

1.6 Gastransport

In den letzten Abschnitten hast du vorwiegend die chemischen Seiten des Hämoglobins kennen gelernt. Jetzt wollen wir einmal seine Funktion etwas genauer unter die Lupe nehmen.
Schauen wir also unseren kleinen Heizöllastern bei der Arbeit zu.

1.6.1 Sauerstoffbindung

An seinem Bestimmungsort im Gewebe des Körpers setzt ein mit vier O_2 beladenes Hämoglobinmolekül seine komplette Sauerstoffladung frei und wird so zum **DesoxyHb**. An dieses desoxygenierte Hämoglobin kann sich in der Lunge nur schwer neuer Sauerstoff anlagern, da die Anordnung des Moleküls im Raum (Konformation, s. Skript Chemie 2) die O_2-Bindungsstellen verdeckt. DesoxyHb bezeichnet man daher auch als **T-Form** (engl. = **t**ense) oder als **gespannte Form** des Hämoglobins.
Ist das erste O_2 am Hämoglobin erfolgreich gebunden, lassen die elektrostatischen Anziehungskräfte zwischen den Untereinheiten des Hämoglobins nach und es kommt zu einer **allosterischen Konformationsänderung**. Die O_2-Bindungsstellen sind nun für weitere O_2-Moleküle schon etwas besser erreichbar. Jedes weitere gebundene O_2 erleichtert die Bindung des nächsten. Diesen Effekt nennt man **Kooperativität**. Die O_2-Moleküle kooperieren also und helfen sich gegenseitig.
OxyHb bezeichnet man daher auch als **R-Form** (engl. = **r**elaxed) oder als **entspannte Form** des Hämoglobins.
Vielleicht hilft dir folgendes Beispiel, das Prinzip dieser Kooperativität besser zu verstehen:

In einem Viererblock Briefmarken muss man zweimal reißen, wenn man die erste Briefmarke benutzen will. Bei der zweiten und dritten wird der Aufwand geringer: einmal Reißen genügt. Für die letzte Briefmarke muss man sich gar nicht mehr bemühen, ist sie doch bereits mit der dritten frei geworden. Der Widerstand sinkt also von Marke zu Marke.

Dieser kooperative Effekt erklärt auch die **sigmoidale Sauerstoffbindungskurve**: Mit steigendem Sauerstoffpartialdruck gehen immer mehr Hämoglobinmoleküle von der T- in die O_2 affinere (leichter sauerstoffbindende) R-Form über (s. Abb. 18, S. 15).

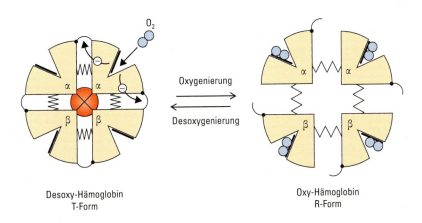

Abb. 19: Kooperative Bindung

1 Blut

> **Merke!**
>
> Hat das erste O_2-Molekül am Hämoglobin gebunden, erleichtert es die Anlagerung der nächsten O_2-Moleküle. Diesen Effekt bezeichnet man als Kooperativität.

1.6.2 2,3-Bisphosphoglycerat (2,3-BPG)

Ein wichtiges Molekül, das Einfluss auf die Sauerstoffbeladung des Hämoglobins nimmt, ist das **2,3-Bisphosphoglycerat**.
Der Erythrozyt stellt 2,3-BPG aus einem Zwischenprodukt der Glykolyse – dem 1,3-BPG – her, wobei eine energiereiche Bindung verloren geht. Hier wird nun noch einmal klar, warum der Erythrozyt aus einem Mol Glucose netto weniger als zwei Mol ATP herstellen kann (s. Anaerobe Glykolyse, S. 6.).
Das 2,3-BPG ist ein **allosterischer Inhibitor** des DesoxyHb und lagert sich zwischen dessen β-Ketten an. Es handelt sich dabei übrigens NICHT um eine kovalente Bindung, wie in den Prüfungsfragen gerne behauptet wird.
Im Blut herrscht ein Gleichgewicht zwischen DesoxyHb und OxyHb. Um das durch 2,3-BPG blockierte DesoxyHb auszugleichen, wandelt sich OxyHb in DesoxyHb um und gibt dabei seinen Sauerstoff ab. **2,3-BPG senkt** also die **Sauerstoffaffinität** des Hämoglobins. Ein geringer Sauerstoffpartialdruck (pO_2) löst seine Produktion aus.

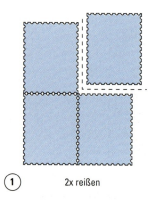
① 2x reißen

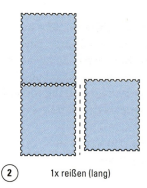
② 1x reißen (lang)

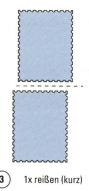
③ 1x reißen (kurz)

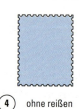
④ ohne reißen

Abb. 20: Briefmarkenmodell der Kooperativität

medi-learn.de/6-bc6-20

1.6.3 Sauerstoffbindungskurve des Hämoglobins

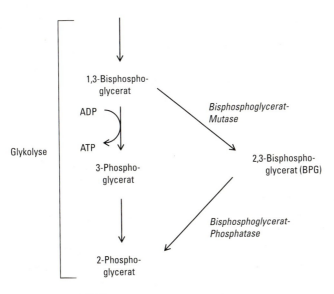

Abb. 21: Der Syntheseweg von 2,3-BPG

Übrigens ...
Die γ-Kette des fetalen HbF bindet 2,3-BPG deutlich schwächer als die adulte β-Kette. Daher ist bei Feten eine höhere 2,3-BPG-Konzentration als beim Erwachsenen nötig, um eine ausreichende Sauerstoffversorgung im peripheren Gewebe zu gewährleisten.

1.6.3 Sauerstoffbindungskurve des Hämoglobins

Zum Thema Sauerstoffbindungskurve wird im Physikum vornehmlich nach den Bedingungen für eine Verschiebung dieser sigmoidalen Kurve gefragt:
Eine **Rechtsverschiebung** bedeutet eine erleichterte O_2-Abgabe. Ausgelöst wird sie durch
- erhöhte 2,3-BPG-Konzentration,
- erhöhter pCO_2,
- erhöhte Protonenkonzentration (niedriger pH-Wert) und
- erhöhte Temperatur.

Eine **Linksverschiebung** bedeutet eine höhere O_2-Affinität und damit eine verbesserte O_2-Aufnahme und wird durch die gegenteiligen Effekte bewirkt.

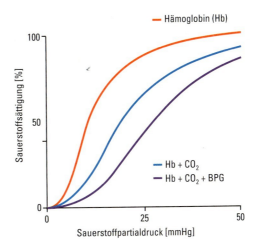

Abb. 22: Rechtsverschiebung

1.6.4 Gasaustausch

In diesem Abschnitt begleitest du einmal einen Erythrozyten bei seiner Aufgabe als Sauerstofftransporter und erfährst, wie CO_2 zur Lunge transportiert wird.

1 Blut

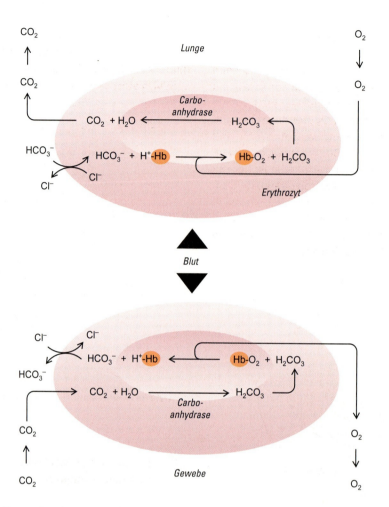

Abb. 23: Gastransport

Gasaustausch im Gewebe

Im Gewebe herrschen ein niedriger pO_2, ein niedriger pH-Wert und ein hoher pCO_2. Diese Umstände führen zu einer **O_2-Freisetzung aus HbO_2** (s. Abb. 23, S. 22). Die Erythrozyten nehmen hier CO_2 auf und setzen es mit Wasser zu Kohlensäure um, die sogleich spontan in Bikarbonat und Protonen zerfällt.
Unkatalysiert würde die Einstellung des Gleichgewichts zwischen CO_2 und Bikarbonat zu lange dauern. Daher beschleunigt die Carboanhydrase – ein Enzym der Erythrozyten – diesen Schritt.
– Das entstandene Bikarbonat (HCO_3^-), das bedeutend **besser löslich ist als CO_2**, wird durch den Cl^-/HCO_3^--Antiporter an das Blut abgegeben und gegen ein Cl^--Ion ausgetauscht (Hamburger Shift).
– Die **Protonen** werden an das DesoxyHb (s. Abb. 23, S. 22) gebunden und stabilisieren es dadurch zusätzlich.
– Ein Teil des CO_2 (15 %) wird direkt an den N-Terminus der Proteinketten des Hämoglobins gehängt, wodurch **CarbaminoHb** (s. 1.4.3, S. 10) entsteht.

> **Merke!**
>
> **DesoxyHb ist eine stärkere Base als HbO_2.**
> Während der Desoxygenierung kommt es zur Aufnahme von Protonen.

1.7 Hämostase (Blutstillung und Blutgerinnung)

Gasaustausch in der Lunge

In der Lunge laufen die entgegengesetzten Prozesse ab. Hier herrschen ein hoher pO_2, ein hoher pH-Wert und ein niedriger pCO_2. Mit der **Aufnahme von O_2** gibt das Hämoglobin die gebundenen Protonen Schritt für Schritt wieder ab. Aus dem Blut nehmen die Erythrozyten dann über den bekannten Antiporter das Bikarbonat auf und setzen gemäß dem zuvor genannten Gleichgewicht wieder CO_2 und Wasser frei. Dazu verwenden sie die freigesetzten Protonen. Dieses CO_2 geben die Erythrozyten in die Alveolen ab.

auf, setzt es dort die gebunden Protonen wieder frei. Außerdem löst sich das CO_2 aus der Bindung an der Proteinkette. Man spricht daher auch von einer **oxylabilen Carbamatbindung**.

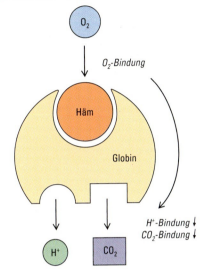

Abb. 25: Haldane-Effekt   medi-learn.de/6-bc6-25

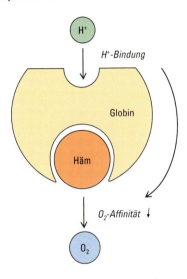

Abb. 24: Bohr-Effekt   medi-learn.de/6-bc6-24

Bohr-Effekt

Wie du eben gelesen hast, bewirkt ein hoher pCO_2 eine Erhöhung der Protonenkonzentration. Die freigesetzten Protonen binden an das Hämoglobin und senken seine O_2-Affinität. Da im Gewebe ein hoher pCO_2 herrscht, wird hier passenderweise die O_2-Freisetzung erleichtert.

Diesen Effekt bezeichnet man als Bohr-Effekt. Das Gegenstück des Bohr-Effekts ist der **Haldane-Effekt**: Nimmt Hämoglobin in der Lunge O_2

1.7 Hämostase (Blutstillung und Blutgerinnung)

Ist in unserer Stadt die Straße – z. B. durch tiefe Schlaglöcher – beschädigt, rückt die Straßenwacht zur Reparatur an und der Schaden wird möglichst schnell behoben: Die Schlaglöcher werden aufgefüllt, danach verdichtet und zuletzt werden sie mit frischem Asphalt bedeckt. Im Gefäßsystem übernimmt das Gerinnungssystem diese Aufgabe. Ist das Gefäßsystem verletzt, besteht eine Gefahr für den Organismus, denn es kommt zum Blutverlust. Die Defekte in den Gefäßen müssen also schnell und zuverlässig verschlossen werden.
Man unterscheidet drei Mechanismen, die diese Aufgabe erfüllen und immer zusammen ablaufen:
– einen **vaskulären**,
– einen **zellulären** und
– einen **plasmatischen** Anteil der Hämostase.

1.7.1 Vaskuläre Reaktion

Kommt es zu einer Verletzung eines Blutgefäßes, reagiert dieses mit einer **reflektorischen Kontraktion**, die ungefähr eine Minute andauert. Durch diese Kontraktion wird das Gefäß verengt und es kann weniger Blut austreten.

1.7.2 Zelluläre Blutstillung

Die zelluläre Blutstillung erfolgt durch die **Thrombozyten** (Blutplättchen). Thrombozyten entstehen durch Abschnürung aus den Megakaryozyten des Knochenmarks. Sie sind wie die Erythrozyten **kernlos**, verfügen allerdings über Mitochondrien.

Durch die Verletzung eines Gefäßes kommt es zur **Freilegung von Kollagenfasern**, die sich unter dem Endothel befinden. Thrombozyten haben auf ihrer Oberfläche Rezeptoren für diese extrazellulären Fasern. Kommen sie mit Kollagen in Kontakt, werden die Thrombozyten „klebrig" und heften sich dort an.
Diesen Vorgang bezeichnet man als **Adhäsion**. Da diese Bindung nicht besonders stabil ist, würde der normale Blutfluss die Thrombozyten allerdings schnell wieder von ihrer Bindungsstelle wegreißen. Das verhindert der – auch fürs Physikum sehr wichtige – **Von-Willebrand-Faktor** (vWF). Er wird von den Endothelzellen produziert und liegt im Komplex mit dem Faktor VIII des Gerinnungssystems vor.

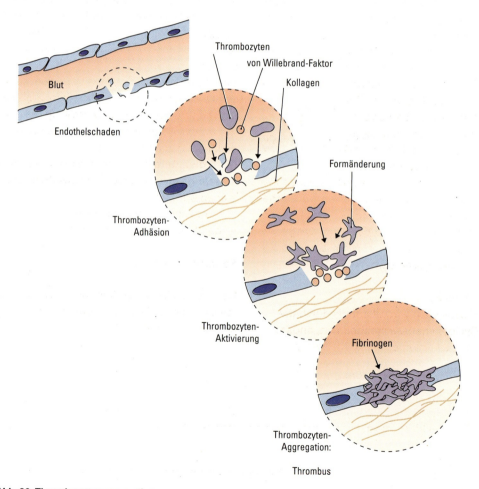

Abb. 26: Thrombozytenaggregation

medi-learn.de/6-bc6-26

Dieser Komplex **stabilisiert die Bindung** der Thrombozyten an die Gefäßwand.
Durch die Adhäsion werden die Thrombozyten aktiviert: Sie verändern ihre Form und werden von glatten Plättchen zu stacheligen Kugeln. Diese Formveränderung ermöglicht die Thrombozytenaggregation (Verbindung der Thrombozyten zu einem Thrombus). Außerdem entleert der Thrombozyt jetzt seine Granula. Von den freigesetzten Stoffen ist das **vasokonstriktive Serotonin** für die Prüfung besonders wichtig.
Die Thrombozytenanheftung (= Adhäsion) ist **ADP**-abhängig. ADP sorgt nämlich unter anderem für die Aktivierung des Glykoprotein-IIa/IIIb-Rezeptors (GpIIb/IIIa). Dieser ist nun in der Lage, sich durch die Bindung an **Fibrinogen** an der Quervernetzung der Thrombozyten zu beteiligen.
Um sich vor einer unerwünschten Aggregation zu schützen, setzen die Endothelzellen Prostacyclin und das sehr kurz wirksame Stickstoffmonoxid (NO) frei. Diese beiden Stoffe verhindern die **Thrombozytenaggregation**. Einen ähnlichen Effekt hat das altbekannte Aspirin
(ASS): Es hemmt die Cyclooxygenase der Thrombozyten und unterbindet so die Synthese von Thromboxan A2. Dieses Prostaglandin ist wichtig für die Thrombozytenaggregation, sein Fehlen macht sich in Form einer verlängerten Blutungszeit bemerkbar.

Übrigens ...
Prostacyclin wird ebenfalls durch die Cyclooxygenase synthetisiert, anders als die Thrombozyten kann das Endothel dieses Enzym bei Hemmung durch ASS aber einfach neu bilden.

1.7.3 Plasmatische Gerinnung

Bei einer Gefäßverletzung kommt es also sehr schnell zur Bildung eines Thrombozytenthrombus. Dieser Thrombus ist allerdings für einen zuverlässigen Wundverschluss zu instabil.
Würde man die Schlaglöcher unserer defekten Straße einfach nur mit Sand füllen, wären sie durch den schnell darüber rollenden Verkehr rasch wieder leer. Im Straßenbau ver-
hindert man dies, indem man eine schützende Asphaltschicht über die gefüllten Löcher legt. Diese schützende Asphaltschicht ist in unserem Körper ein Polymer aus vernetzten **Fibrinmolekülen**, die zur Bildung eines stabilen Thrombus führen.
Das Prinzip der Blutgerinnung besteht darin, dass aus Fibrinogen durch **limitierte Proteolyse** Fibrin freigesetzt wird. Diese Aufgabe übernimmt das **Thrombin**, das ebenfalls aus einer inaktiven Vorstufe entsteht.
Die Aktivierung des Thrombins kann auf zwei verschiedenen, kaskadenartigen Aktivierungswegen erfolgen:
– durch das **intrinsische System** oder
– durch das **extrinsische System**.

Serinproteasen

Bevor du gleich in das Gerinnungssystem einsteigst, solltest du dir noch etwas Grundsätzliches klar machen:

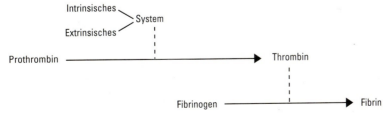

Abb. 27: Gerinnung allgemein

1 Blut

Die Hauptakteure der Blutgerinnung sind elf Plasmaproteine, die in der **Leber** gebildet werden und als **Zymogene** (inaktive Vorstufen) durch unser Gefäßsystem patrouillieren. Sie werden alle mit römischen Ziffern bezeichnet, wobei ein „a" hinter der Ziffer bedeutet, dass der Faktor aktiv ist.

Aktiviert werden die Gerinnungsfaktoren durch **limitierte Proteolyse**. Das heißt, dass ein Enzym ein Stück des inaktiven Proteins abschneidet und es so aktiviert. Da die Aminosäure im katalytischen Zentrum solcher Enzyme das **Serin** ist, nennt man sie **Serinproteasen**. Sie haben ihren Namen aber **NICHT** daher, dass sie bevorzugt Proteine hinter Serin spalten, wie es in der Prüfung gerne behauptet wird! Zu den Serinproteasen gehören die meisten **Gerinnungsfaktoren**, die Faktoren des **Komplementsystems** und einige **Verdauungsenzyme**.

Merke!

Die Faktoren **II, VII, IX und X** werden bei ihrer Synthese in der Leber **Vitamin-K-abhängig carboxyliert**, ihre Bindungsfähigkeit für Ca^{2+}-Ionen wird dabei erhöht. Merke: **1972** (wie die Olympiade ...)

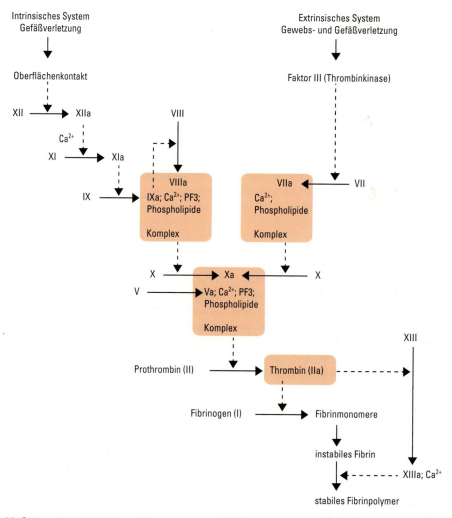

Abb. 28: Gerinnung vollständig

Intrinsisches System

Bei einer Gefäßverletzung kommt es zur **Freilegung negativ geladener Oberflächen**, wie z. B. Kollagenfasern (s. a. Abb. 26, S. 24)
Durch Kontakt mit diesen Oberflächen wird im intrinsischen System der **Faktor XII** aktiviert, der wiederum eine kaskadenartige Aktivierung weitere Faktoren bewirkt. Die Aktivierung erfolgt durch **limitierte Proteolyse** (s. a. 1.7.3, S. 25).
Am Ende der intrinsischen Aktivierungskaskade steht die **Aktivierung des Faktors X**. Faktor X bildet mit Ca^{2+}, dem von den Thrombozyten gebildete Plättchenfaktor 3 (PF3), Faktor Va und Phospholipiden einen Komplex, der **Prothrombinaktivator-Komplex** genannt wird. Beschleunigt wird diese recht langsame Aktivierung durch den Faktor VIIIa.
Die Aktivierung durch das intrinsische System dauert länger als die des extrinsischen und liegt im Minutenbereich.

Extrinsisches System

Die Aktivierung des **extrinsischen Systems** erfolgt in Sekundenschnelle: Verletzte Zellen setzen **Gewebsthromboplastin** (Faktor III) frei. Dieses Gewebsthromboplastin aktiviert den **Faktor VII** und der wiederum den Faktor X.
Die gemeinsame Endstrecke beider Aktivierungswege ist also die Bildung des **Prothrombinaktivator-Komplexes**, der aus Faktor Xa, Va, Ca^{2+}, PF3 und Phospholipiden besteht.

Endstrecke der plasmatischen Gerinnung

Der Prothrombinaktivator-Komplex setzt mittels limitierter Proteolyse Thrombin (Faktor IIa) aus Prothrombin (Faktor II) frei. Diese Reaktion wird durch den Faktor Va beschleunigt.
Das aktive Thrombin spaltet nun von Fibrinogen (Faktor I) kleine Peptidstücke ab. Dadurch werden **Bindungsstellen am Fibrin** frei und es bildet sich ein aus vielen Fibrinmonomeren bestehendes Fibrinpolymer. Dieses Fibrinpolymer kannst du dir wie eine Mauer ohne Mörtel vorstellen, da die Bindung zwischen den einzelnen Fibrinmonomeren noch relativ instabil ist. Der Mörtel, der diese Mauer stabil macht, ist in unserem Körper der **Faktor XIIIa**, der ebenfalls durch Thrombin aktiviert wird und die einzelnen Fibrinmonomere miteinander verknüpft. Dazu werden **kovalente** Bindungen zwischen den Aminosäuren Lysin und Glutamin ausgebildet. Das macht die Mauer nicht nur stabil, sondern erleichtert auch die Wundheilung. Durch die Quervernetzung werden die Wundränder nämlich auch noch näher zusammengezogen.
Im so entstandenen Fibrinpfropf verfangen sich die Blutzellen und es entsteht ein **stabiler Thrombus**, der gemeinsam mit dem Thrombozytenthrombus eine stabile Abdichtung des Gefäßes gewährleistet.
Das Schlagloch in unserer Straße wurde also zugeschüttet (Thrombozytenthrombus) und danach zur Stabilisierung mit Asphalt verschlossen (Fibrinpfropf).

> **Merke!**
>
> Der Mörtel, der die Fibrinmauer stabil macht, ist der Faktor XIIIa.

1.7.4 Gerinnungshemmung

Wie jeder Regulationsmechanismus im menschlichen Organismus benötigt auch die Blutgerinnung einen Gegenspieler, der dafür sorgt, dass die Gerinnung nur lokal begrenzt stattfindet. Ohne diesen Gegenspieler würde nämlich innerhalb kürzester Zeit nach einer Verletzung unser gesamtes Blut in den Gefäßen gerinnen.

Zentrales Element der Gerinnungshemmung ist das **Antithrombin III** (AT III), ein Proteaseinhibitor. Es bildet **stabile Komplexe mit einigen Gerinnungsfaktoren (IIa, IXa, Xa, XIa, XIIa)** und schaltet sie so aus. Beschleunigt wird diese Komplexbildung durch Heparin. Heparin ist ein Polysaccharid mit negativ geladenen Carboxyl- und Sulfatgruppen und wird z. B. von Basophilen und Mastzellen freigesetzt.

Neben Antithrombin III wirken auch die **Proteine C** und **S** blutgerinnungshemmend. Sie werden in der Leber Vitamin-K-abhängig synthetisiert und hemmen die Faktoren Va und VIIIa. Dadurch verlangsamen sie die Aktivierung des Thrombins und damit auch die Blutgerinnung selbst (Erinnerung: Die Faktoren Va und VIIIa beschleunigen die Gerinnung). Die Aktivierung von Protein C wird durch die Bildung von Thrombomodulin-Thrombin-Komplexen verstärkt, da das Thrombin nun nur noch Protein C aktivieren kann.

In vitro

Entnimmt man Patienten in der Klinik Blut, würde es normalerweise beim ersten Kontakt mit der Fremdoberfläche des Blutentnahmeröhrchens gerinnen. Da man aber für viele Untersuchungen flüssiges Blut benötigt, wird es durch Zusätze ungerinnbar gemacht:

- Das auch physiologisch vorkommende **Heparin** wird sowohl in vivo als auch in vitro verwendet und wirkt über die Beschleunigung der Wirkung des AT III antikoagulativ.
- Die folgenden in-vitro-Gerinnungshemmer bilden **Komplexe mit Ca²⁺**, ohne dass die Gerinnungsfaktoren nicht arbeiten können:
  - Citrat
  - Oxalat
  - Fluorid
  - EDTA

Ca^{2+}-Komplexbildner

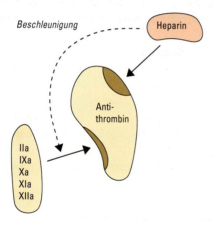

Abb. 29: AT II   medi-learn.de/6-bc6-29

> **Merke!**
>
> AT III bildet stabile Komplexe mit Gerinnungsfaktoren und blockiert sie so. Beschleunigt wird dieser Prozess durch Heparin.

1.7.5 Antikoagulanzien

Im Physikum wird immer wieder gerne nach Stoffen gefragt, mit denen das Blut **ungerinnbar** gemacht werden kann. Man unterscheidet hier zwischen Stoffen, die man **in vitro** (bei Blutproben) verwendet und solchen, die man **in vivo** (als Medikamente) einsetzt.

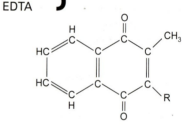

Abb. 30: Vitamin K und Cumarin

medi-learn.de/6-bc6-30

In vivo

Bei einigen Erkrankungen möchte man das Risiko einer Thrombusbildung verringern.

Erreichen kann man dies zum einen durch die Gabe von Heparin, dessen Wirkung du ja schon kennst, und zum anderen durch eine Behandlung mit Cumarinderivaten.

Die Glutamat-Reste einiger Gerinnungsfaktoren (II, VII, IX, X, Protein C und S) werden nach ihrer Synthese in der Leber einer Vitamin-K-abhängigen Carboxylierungs-Reaktion unterzogen. Das erhöht ihre Ca^{2+}-Bindungsfähigkeit und somit ihre Wirksamkeit. Wie du siehst, weisen die Struktur des Vitamin K und die Grundstruktur der Cumarine eine starke Ähnlichkeit auf. Und genau aus dieser strukturellen Ähnlichkeit erklärt sich der Wirkmechanismus der Cumarine: Sie verdrängen nämlich kompetitiv das Vitamin K aus den Bindungsstellen seiner aktivierenden Enzyme und hemmen so die Synthese von Gerinnungsfaktoren. Cumarine sind daher **Vitamin-K-Antagonisten**. Als Synthesehemmstoffe wirken sie erst nach zwei bis drei Tagen, da zu Therapiebeginn ja noch genügend Gerinnungsfaktoren vorhanden sind.

in vitro	in vivo
Heparin	Heparin
Ca^{2+}-Komplexbildner:	Cumarinderivate
– Citrat	
– Oxalat	
– Fluorid	
– EDTA	

Tab. 2: Gerinnungshemmer in vitro und in vivo

1.8 Fibrinolyse

Für den menschlichen Organismus ist es von großer Bedeutung, dass gebildete Thromben auch wieder aufgelöst werden. Die Auflösung dieser Fibrinthromben leistet das **Plasmin**, eine weitere Serinprotease.

Plasmin spaltet das unlösliche Fibrinpolymer, aber auch Fibrinogen in **wasserlösliche Spaltprodukte**. Es wird durch folgende **Aktivatoren** aus seiner Vorstufe – dem Plasminogen – freigesetzt:

- **Gewebsplasminogenaktivator** (tPA aus Endothelzellen),
- **Urokinase** (aus der Niere),
- **Streptokinase** zur therapeutischen Lysetherapie (aus Streptokokken).

Ein Gegenspieler des Plasmins ist das α_2-Antiplasmin. Als Sofortinhibitor bildet es einen Komplex mit Plasmin und inaktiviert es.

> **Übrigens ...**
> – Der Gewebsplasminogenaktivator sorgt dafür, dass Menstrualblut nicht gerinnt.
> – Ein Mangel an α_2-Antiplasmin führt zu einer verstärkten Wirkung des Plasmins und somit zu einer Hyperfibrinolyse mit erhöhter Blutungsneigung.

1.9 Eisenstoffwechsel

Wie du gelernt hast, enthält Hämoglobin Eisen, das eine zentrale Rolle im Sauerstofftransport spielt. Außerdem wird dir Eisen auch in den Fragen zum Thema Anämie noch des Öfteren begegnen. Daher nun an dieser Stelle ein kurzer Ausflug in den Eisenstoffwechsel:

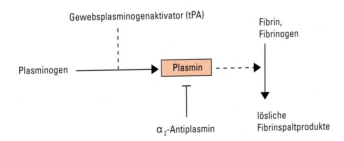

Abb. 31: Fibrinolyse

medi-learn.de/6-bc6-31

Der menschliche Organismus hat einen **Eisenbestand von 3–5 g**. Davon
- entfallen ⅔ auf das **Hämoglobin**,
- sind ⅕ an ein Speicherprotein, das Ferritin, gebunden und
- der Rest entfällt auf eisenhaltige Enzyme und das **Myoglobin**.

Der tägliche Eisenbedarf des Menschen liegt bei **1–2 mg**. Da aber nur 10–15 % des aufgenommenen Eisens im Duodenum resorbiert werden, muss der Mensch täglich **10–20 mg** Eisen aufnehmen, um seinen Bedarf zu decken.

Übrigens …

Hier noch eine Information für alle, die von ihren Müttern früher mit Spinat traktiert worden sind, da dieser so viel Eisen enthielte und deshalb so gesund sei:

Spinat enthält tatsächlich einiges an Eisen, aber auch viel Oxalsäure. Dieser hohe Oxalsäuregehalt verhindert jedoch die Eisenresorption. Vom hohen Eisengehalt dieses Gemüses hat der Mensch also herzlich wenig. Daher rechtfertigt der Eisengehalt von Spinat also in keiner Weise seinen Verzehr …

Im Duodenum wird Eisen in zweiwertiger Form als Fe^{2+} resorbiert. Vitamin C fördert dort die Eisenaufnahme, da es Fe^{2+} vor der Oxidation zum schwer resorbierbaren Fe^{3+} schützt. Phosphate dagegen bilden Komplexe mit Eisen und hemmen so seine Resorption.

> **Merke!**
>
> Vitamin C fördert die Eisenaufnahme, Phosphate hemmen sie.

In der Mucosazelle wird Eisen entweder gespeichert oder an das Blut abgegeben. Die Speicherung erfolgt durch ein Protein namens Apoferritin, das etwa 4500 Moleküle Fe^{3+} speichern kann und mit Eisen beladen **Ferritin** heißt. Die zweiwertig aufgenommenen Eisenionen müssen daher bei ihrem Einbau ins Apoferritin oxidiert werden. Wird das gespeicherte Eisen benötigt, setzt die $NADH/H^+$-abhängige Ferritinreduktase es frei und reduziert es dabei wieder in die zweiwertige Form.

Doch wie kommt unser Eisenion nun von der Mucosazelle beispielsweise ins Knochenmark? Die zweiwertigen Fe^{2+}-Ionen gelangen über einen Transporter in der basolateralen Membran der Mucosazelle ins Blut. Bei diesem Transport werden sie wieder zu Fe^{3+} oxidiert. Zwei dieser Fe^{3+} binden jetzt an ein Protein namens Apotransferrin, das dann, mit Eisen beladen, **Transferrin** heißt.

Das aus der Leber stammende Protein **Hepcidin** kann die Beladung von **Transferrin** verhindern, indem es einfach den entsprechenden Transporter hemmt.

Das **Transferrin** erreicht über das Blut z. B. das Knochenmark und wird dort mittels rezeptorvermittelter Endozytose aufgenommen. Hier können die Eisenmoleküle nun endlich ihren Dienst antreten, z. B. in Häm-Molekülen.

> **Merke!**
>
> - **Trans**ferrin = **Trans**port
> - Fe^{3+}: Speicherung und Transport
> - Fe^{2+}: Resorption und Wirkung

Ein weiteres Eisenspeicherprotein, das schon so manches Mal gefragt wurde, ist das **Hämosiderin**, das vor allem in den Zellen des RES vorkommt. Hämosiderin speichert Fe^{3+} allerdings erst dann, wenn die Ferritinspeicherkapazität erschöpft ist und gibt es auch nur langsamer wieder ab.

1.10 Anämie

Unter Anämie versteht man die **Blutarmut**. Pauschal gesprochen, handelt es sich dabei um Erkrankungen, bei denen dem Organismus zu wenige Erythrozyten zur Verfügung stehen. Ein Schutzmechanismus des Körpers besteht darin, dass die Niere im Zustand der Anämie vermehrt ein Hormon namens Erythropoetin ausschüttet, das die Erythropoese anregt.

Im Folgenden beschränken wir uns natürlich nur auf die Formen der Anämie, die fürs Physikum relevant sind.

1.10.1 Erythrozytenparameter

Um Anämien besser zu verstehen und unterscheidbar zu machen, muss man gesunde von kranken Erythrozyten unterscheiden können. Daher ist es sinnvoll sich einige **Erythrozytenparameter** zu merken:

- Das **MCV** (engl. = mean corpuscular volume) beschreibt das **mittlere Volumen eines einzelnen Erythrozyten**. Sein Normalwert liegt bei **80–100 fl** (= µm³) und berechnet sich nach der Formel Hämatokrit/Erythrozytenzahl.
Ein Erythrozytenvolumen unter 80 fl bezeichnet man als **mikrozytär** (kleinzellig), eines über 100 fl als **makrozytär** oder **megaloblastär** (großzellig).
- Das **MCH** (engl. = mean corpuscular hemoglobin) beschreibt den **mittleren Hämoglobingehalt** eines Erythrozyten. Sein Normalwert liegt bei **27–32 pg** und berechnet sich nach der Formel:
Hb-Konzentration/Erythrozytenzahl.
Ein MCH unter 27 pg bezeichnet man als **hypochrom** (unterfärbt), eines über 32 pg als **hyperchrom** (überfärbt).
- Das **MCHC** (engl. = mean corpuscular hemoglobin concentration) beschreibt die **mittlere Hämoglobinkonzentration der Erythrozyten**. Sein Normalwert liegt bei **320–360 g/l** und berechnet sich nach folgender Formel:
Hb-Konzentration/Hämatokrit.

1.10.2 Eisenmangel

Eisenmangel führt zu einer **mikrozytär-hypochromen** Anämie: Aufgrund des Eisenmangels kann weniger Hämoglobin gebildet werden, die Erythrozyten enthalten folglich weniger Hb und ihr Volumen sinkt.

1.10.3 Cobalamin-/Folatmangel

Die Vitamine Cobalamin (= Vitamin B_{12}) und Folsäure spielen eine entscheidende Rolle bei der DNA-Synthese und Kernreifung. Ein Mangel an einem der beiden Vitamine führt zu Problemen bei der Erythropoese, wogegen die Hämoglobin-Synthese nicht eingeschränkt ist. Die Folge ist eine **makrozytäre hyperchrome Anämie**. Ein Cobalamin- bzw. Vitamin B_{12}-Mangel führt darüber hinaus auch zu neurologischen Störungen, diese kommen bei einem Folsäuremangel nicht vor. Allerdings werden Neuralrohrdefekte in der Schwangerschaft durch einen zu niedrigen Folsäurespiegel verursacht.

Ein Cobalamin- oder Folatmangel kann verschiedene Ursachen haben: verminderte Resorption bei Erkrankungen der Dünndarmmukosa (z. B. Zöliakie), fehlende oder ungenügende Sekretion des für die Resorption von Vitamin B_{12} wichtigen Intrinsic Factors, der im Magen gebildet wird (z. B. durch Gastrektomie oder Gastritis) oder auch – allerdings eher selten – Mangelernährung.

> **Übrigens ...**
> Liegt eine makrozytäre Anämie zusammen mit einem erniedrigten Cobalaminspiegel vor, spricht man von einer perniziösen Anämie.

1.10.4 Sichelzellanämie

Bei der Sichelzellanämie liegt eine **Punktmutation im Gen für die β-Kette des Hämoglobins** vor. In der β-Kette des Hämoglobins kommt es in der Folge zum Einbau einer falschen Aminosäure. Lädt nun ein oxygenierter Sichelzellerythrozyt seinen Sauerstoff ab, so verklumpt das sauerstofffreie Sichelzell-Hb (HbS), da es schlechter löslich ist als gesundes Hb. Dadurch kommt es zur typischen **sichelförmigen Verformung** der betroffenen Erythrozyten.

> Übrigens ...
> Heterozygot an Sichelzellanämie erkrankte Menschen haben eine normale Lebenserwartung und erkranken seltener an Malaria.

1.11 Normwerte

In dieser Tabelle sind die Normwerte zum Thema Blut zusammengefasst, die gerne im Physikum gefragt werden:

Abkürzung	Bedeutung	Normwert
Hb	Hämoglobingehalt des Blutes	♀ 12–14 g/dl ♂ 14–16 g/dl
MCV	mittleres Volumen eines Erythrozyten	80–100 fl
MCH	mittlerer Hämoglobingehalt eines Erythrozyten	27–32 pg
MCHC	mittlere Hämoglobinkonzentration der Erythrozyten	320–360 g/l

Tab. 3: Wichtige Blut- und Normwerte

DAS BRINGT PUNKTE

Zum Thema **Gasaustausch** wurde in den letzten Examina Folgendes gerne gefragt:
- 2,3-BPG lagert sich an DesoxyHb an und führt zur O_2-Freisetzung.
- 2,3-BPG bindet NICHT kovalent an Hämoglobin, sondern lagert sich nur zwischen dessen β-Ketten an.
- Eine Rechtsverschiebung der Sauerstoffbindungskurve bedeutet eine erleichterte O_2-Freisetzung.
- Eine Erhöhung von 2,3-BPG, CO_2, der Protonenkonzentration (niedriger pH-Wert) oder der Temperatur führt zu einer Rechtsverschiebung der Sauerstoffbindungskurve.
- Hb kann Protonen an seine Proteinkette binden.

Wenn du dir die folgenden Fakten zum Thema **Gerinnung** merkst, wirst du im Physikum sicherlich die meisten Fragen zu diesem Thema beantworten können.
- Thrombozyten enthalten in ihrem Granula Serotonin und setzen dieses bei Gefäßverletzungen frei.
- Bei einem Mangel an Thrombozyten (Thrombozytopenie) verlängert sich die Blutungszeit.
- ASS (Acetylsalicylsäure) hemmt die Cyclooxygenase und reduziert so die Synthese von Thromboxan A_2 in Thrombozyten.
- NO und Prostacyclin hemmen die Thrombozytenaggregation.
- Fibrinogen bindet an den GPIIb/IIIa-Rezeptor der Thrombozyten.
- Der Faktor Xa spaltet - im Komplex mit Faktor Va, Ca^{2+} und Phospholipiden - Prothrombin zu Thrombin.
- Störungen (v.a. bei den jeweiligen Faktoren) im intrinsischen System machen sich in der aktivierten partiellen Thromboplastinzeit (aPTT) bemerkbar, Störungen im extrinsischen System im INR bzw. Quick-Wert.
- Heparin verstärkt die Wirkung von AT III.
- Cumarine hemmen als Vitamin-K-Antagonisten die Synthese der Gerinnungsfaktoren II, VII, IX und X.
- Die Vitamin-K-abhängige Carboxylierung der Gerinnungsfaktoren steigert ihre Ca^{2+} Bindungsfähigkeit und somit ihre Aktivierbarkeit.

Hier noch einmal das Wichtigste zum **Eisen** auf einen Blick: Es wird
- als Fe^{2+} resorbiert,
- als Fe^{3+} durch Ferritin gespeichert,
- im Blut als Fe^{3+} an Transferrin gebunden transportiert und
- im Hämoglobin als Fe^{2+} für den Sauerstofftransport verwendet.

Beim Thema **Anämien** solltest du im Examen mit den folgenden Fakten einige wertvolle Punkte ergattern können:
- Cobalaminmangel führt zu einer makrozytär-hyperchromen Anämie.
- Cobalamin wird mithilfe des intrinsic factors im terminalen Ileum resorbiert.
- Cobalamin ist vor allem in Fleisch enthalten.
- Bei einer Anämie ist die Erythropoetinausschüttung gesteigert, wenn die Nieren gesund sind.
- Der Sichelzellanämie liegt eine Punktmutation im Gen für das β-Globin zugrunde.

FÜRS MÜNDLICHE

Wieder was geschafft! Prima! Hier kommen die Fragen zum Thema Gastransport, Gerinnung & Co. aus unserer Datenbank.

1. Welche Bedeutung hat 2,3-BPG im erythrozytären Stoffwechsel?

2. Erläutern Sie bitte mit wenigen Worten den Bohr-Effekt.

3. Was verstehen Sie unter dem Begriff kooperative Sauerstoffbindung?

4. Welche Wege zur Aktivierung der Gerinnung kennen Sie? Welcher davon ist schneller?

5. Welche Stellung nimmt das Thrombin in der Blutgerinnung ein?

6. Welche Antikoagulanzien kennen Sie?

7. Warum ist der Einsatz von Cumarinen so wirksam?

8. Was zeichnet Serinproteasen aus und wo sind sie anzutreffen?

9. Schildern Sie bitte, wie es zur Ausbildung eines Thrombozytenthrombus kommt und welche Faktoren dabei eine Rolle spielen.

10. Beschreiben Sie bitte kurz den Weg eines Eisenmoleküls aus der Nahrung ins Hämoglobin.

11. Wie wirkt sich ein Cobalaminmangel auf die Erythropoese aus und wie könnte es zu einem solchen Mangel kommen?

12. Was fällt Ihnen zum Stichwort Sichelzellanämie ein?

---

1. Welche Bedeutung hat 2,3-BPG im erythrozytären Stoffwechsel?
2,3-BPG
- entsteht aus 1,3-BPG, einem Zwischenprodukt der Glykolyse,
- lagert sich an DesoxyHb an,
- senkt die O_2-Affinität von Hb und
- erleichtert die O_2-Abgabe.

2. Erläutern Sie bitte mit wenigen Worten den Bohr-Effekt.
Die Tatsache, dass ein hoher pCO_2 die Sauerstoffaffinität des Hämoglobins senkt, nennt man Bohr-Effekt.
- Im Gewebe herrscht ein hoher pCO_2.
- Die Erythrozyten nehmen CO_2 auf und setzen es mittels des Enzyms Carboanhydrase zu Bikarbonat und Protonen um.
- Das Bikarbonat wird im Antiport mit Cl^--Ionen (Hamburger Shift) ans Blut abgegeben.
- Die Protonen werden an das Hämoglobin gebunden und senken dessen O_2-Affinität.

3. Was verstehen Sie unter dem Begriff kooperative Sauerstoffbindung?
Desoxygeniertes Hämoglobin kann nur schwer O_2-Moleküle aufnehmen, da seine Konformation die Sauerstoffbindungsstellen verdeckt. Hat jedoch das erste O_2-Molekül gebunden, kommt es zu einer allosterischen Konformationsänderung und die Bindungsstelle für das nächste O_2-Molekül wird besser zugänglich. Jedes angelagerte O_2-Molekül erleichtert so die Bindung des nächsten.

FÜRS MÜNDLICHE

4. Welche Wege zur Aktivierung der Gerinnung kennen Sie? Welcher davon ist schneller?
- Man unterscheidet zwischen dem sogenannten extrinsischen und dem intrinsischen Weg.
- Der extrinsische Weg ist im allgemeinen schneller, die Aktivierung erfolgt innerhalb von Sekunden, während der intrinsische Weg mehrere Minuten benötigt.

5. Welche Stellung nimmt das Thrombin in der Blutgerinnung ein?
Thrombin
- wird durch den Prothrombinaktivator-Komplex aktiviert,
- setzt Fibrin aus Fibrinogen frei und
- ermöglicht so, dass Fibrin Polymere bildet.
- Es wird durch Komplexbildung mit AT III gehemmt.

6. Welche Antikoagulanzien kennen Sie?
- Heparin, durch Beschleunigung der AT III-Wirkung,
- Cumarine, die die Vit.-K-abhängige Synthese der Faktoren II, VII, IX und X hemmen und
- Ca^{2+}-Komplexbildner, die das zur Aktivierung der Gerinnungsfaktoren nötige Ca^{2+} binden und dadurch entfernen.

7. Warum ist der Einsatz von Cumarinen so wirksam?
- Cumarine hemmen die Vitamin-K-abhängige Carboxylierung der Faktoren II, VII, IX und X. Ohne die dabei angehängte Carboxyl-Gruppe können die betroffenen Gerinnungsfaktoren kein Ca^{2+} bindern und verlieren ihre Funktion. Es resultiert eine umfassende Hemmung der Gerinnung.

8. Was zeichnet Serinproteasen aus und wo sind sie anzutreffen?
Serinproteasen sind Enzyme, die die Aminosäure Serin in ihrem katalytischen Zentrum tragen. Sie werden als inaktive Vorstufen gebildet und mittels limitierter Proteolyse aktiviert. In aktiver Form sind sie nun selbst in der Lage andere Zymogene zu aktivieren.
Zu den Serinproteasen gehören die meisten Gerinnungsfaktoren, die Faktoren des Komplementsystems und einige Verdauungsenzyme.

9. Schildern Sie bitte, wie es zur Ausbildung eines Thrombozytenthrombus kommt und welche Faktoren dabei eine Rolle spielen.
Bei einer Gefäßverletzung kommt es zur Freilegung von Kollagenfasern, die sich unterhalb des Endothels befinden. Thrombozyten binden ADP-abhängig mit Rezeptoren an diese Kollagenfasern (Adhäsion) und werden durch einen Komplex aus von-Willebrand-Faktor und Faktor VIII in ihrer Bindung stabilisiert. Die durch die Adhäsion aktivierten Thrombozyten nehmen eine stachelige Kugelform an, was die Thrombozytenaggregation ermöglicht, und entleeren ihre Granula, die u. a. das vasokonstriktive Serotonin enthalten.

10. Beschreiben Sie bitte kurz den Weg eines Eisenmoleküls aus der Nahrung ins Hämoglobin.
Eisen wird
- als Fe^{2+} resorbiert,
- als Fe^{3+} durch Transferrin transportiert,
- durch rezeptorvermittelte Endozytose in die Zielzellen aufgenommen und
- als Fe^{2+} in die HÄM-Gruppe des Hämoglobins eingebaut.

FÜRS MÜNDLICHE

11. Wie wirkt sich ein Cobalaminmangel auf die Erythropoese aus und wie könnte es zu einem solchen Mangel kommen?
- Cobalaminmangel stört die DNA-Synthese und die Kernreifung und
- führt so zu einer makrozytär-hyperchromen Anämie.
- Cobalaminmangel kann durch eine Resorptionsstörung oder Vitaminmangelernährung (z. B. Darmresektion) verursacht werden.

12. Was fällt Ihnen zum Stichwort Sichelzellanämie ein?
- Der Sichelzellanämie liegt eine Punktmutation im Gen für die β-Globinkette des Hämoglobins zugrunde.
- Sie verursacht eine Verklumpung von desoxygeniertem Hämoglobin und
- stellt für heterozygot erkrankte Menschen einen Schutz vor Malaria dar.

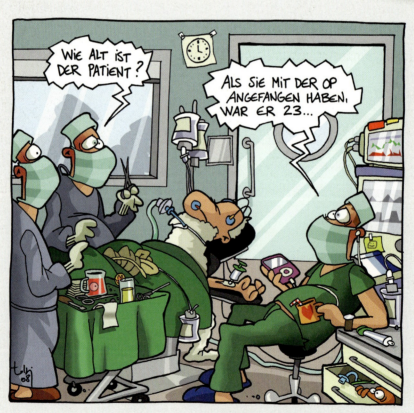

Mehr Cartoons unter www.medi-learn.de/cartoons

Pause

Jetzt hast du dir eine größere Pause verdient!

Ein besonderer Berufsstand braucht besondere Finanzberatung.

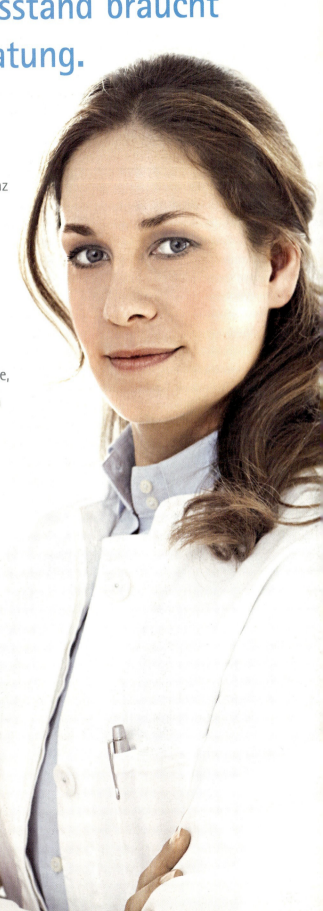

Als einzige heilberufespezifische Finanz- und Wirtschaftsberatung in Deutschland bieten wir Ihnen seit Jahrzehnten Lösungen und Services auf höchstem Niveau. Immer ausgerichtet an Ihrem ganz besonderen Bedarf – damit Sie den Rücken frei haben für Ihre anspruchsvolle Arbeit.

- Services und Produktlösungen vom Studium bis zur Niederlassung
- Berufliche und private Finanzplanung
- Beratung zu und Vermittlung von Altersvorsorge, Versicherungen, Finanzierungen, Kapitalanlagen
- Niederlassungsplanung & Praxisvermittlung
- Betriebswirtschaftliche Beratung

Lassen Sie sich beraten!

Nähere Informationen und unseren Repräsentanten vor Ort finden Sie im Internet unter
www.aerzte-finanz.de

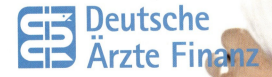

Standesgemäße Finanz- und Wirtschaftsberatung

2 Immunsystem

 Fragen in den letzten 10 Examen: 42

In den letzten Kapiteln haben wir uns hauptsächlich den schönen Seiten unserer Stadt gewidmet: hübschen ansehnlichen Fassaden, einem hervorragend instand gehaltenen Straßenverkehrsnetz und einer vorbildlich funktionierenden Infrastruktur.

Doch wie jede Stadt hat auch unsere Stadt eine Schattenseite. Zwielichtige Gestalten treiben in dunklen Hinterhöfen ihr Unwesen, Kleinganoven treffen sich in einschlägigen Spelunken, sogar Terroristen versuchen in unserer schönen Stadt Fuß zu fassen und die öffentliche Sicherheit zu unterwandern.

Kurzum, unsere schöne Stadt ist in Gefahr! Doch unsere Stadt ist auf jegliches zwielichtiges Gesindel bestens vorbereitet – sie verfügt über ein hervorragend ausgebildetes Sicherheitsnetz: Polizeitruppen befinden sich Tag und Nacht auf Streife, im Hintergrund hält sich jederzeit ein schlagkräftiges Sondereinsatzkommando bereit und auch die Bürger unserer Stadt sind sich nicht zu schade, eine Bürgerwehr zu formieren, die an den Brennpunkten die Polizei unterstützt. Die gute Verständigung zwischen den einzelnen Abteilungen unseres Sicherheitssystems garantiert eine exzellente Zusammenarbeit. Jeglicher Ganove, der in unserer Stadt Unruhe stiften will, trifft also auf eine wahre Sicherheitsarmada. Und um genau diese Sicherheitsarmada, die alle Eindringlinge bekämpft, geht es in den nächsten Kapiteln: das Immunsystem.

Worin aber bestehen die besonderen Fähigkeiten unseres persönlichen Sicherheitssystems? Zunächst kann unser Immunsystem zwischen **körpereigenen und körperfremden Stoffen unterscheiden**. Hat es einen Stoff, wie z. B. ein Bakterium oder ein Virus, als körperfremd erkannt, ist es in der Lage, diesen nach einem genauen Plan aus dem Verkehr zu ziehen und zu eliminieren.

Bevor wir gleich auf die einzelnen Bestandteile unseres Immunsystems eingehen, erst ein paar Definitionen wichtiger immunologischer Begriffe:

2.1 Angeborene, unspezifische Immunmechanismen

Die unspezifischen Abwehrmechanismen besitzt ein Organismus **von Geburt** an. Sie richten sich primär gegen alles, was als fremd erkannt wird. Dabei machen sie keinerlei weitere Unterschiede: Alles, was nicht in unsere Stadt gehört, ist ihr Angriffsziel.

Diese Abteilung unseres Sicherheitssystems entspricht der Schutzpolizei. Es handelt sich dabei um Allroundpolizisten, die keine hochspeziellen Fähigkeiten gelernt haben und auf den täglichen Streifengängen durch ihr Revier für Ordnung sorgen. Auch die Bürgerwehr gehört zu dieser Abteilung. Sie patrouilliert durch ihr Viertel und inhaftiert oder verjagt jeden Eindringling, der im Viertel unbekannt ist. In unserem Körper besteht die Schutzpolizei aus den **Phagozyten** (Fresszellen) und dem **Komplementsystem**. Damit unsere Schutzpatrouille nicht allzu viel zu tun hat, gibt es noch einige Barrieren, durch die Eindringlinge erst mal hindurch müssen. Diesen Schutzmauern entsprechen die **physikalisch-chemischen Hindernisse**, die ein feindliches Eindringen in unseren Körper erschweren, wie z. B. die Haut und die Magensäure. Hier helfen auch **Defensine** (anti-mikrobielle Moleküle), die sich nicht nur auf (Schleim-) Häuten finden, sondern auch in den Granula neutrophiler Granulozyten.

2.2 Erworbene, spezifische Immunmechanismen

Die spezifischen Abwehrmechanismen muss der Organismus erst erlernen. Das heißt, dass

2.3 Antigene

gegen bestimmte körperfremde Substanzen erst dann ein Schutz besteht, wenn der Organismus schon einmal mit ihnen konfrontiert war und eine spezifische Abwehrstrategie gegen sie entwickelt und **gelernt** hat. Die Abwehrstrategie wurde dann genau diesem Stoff angepasst, ist also **spezifisch**. In der Stadt steht für diese Rolle die Kriminalpolizei Pate. Ein Kriminalbeamter besucht erst zur Ausbildung die Polizeiakademie und fahndet dann später – anhand von Fahndungsfotos – auf der Straße nach genau diesem gesuchten Gauner. Hat er ihn entdeckt, so macht er ihn mit den Methoden dingfest, die er auf der Akademie gelernt hat. Im Immunsystem besteht die erworbene, spezifische Abwehr aus den **T-** und den **B-Lymphozyten**. Die Grundpfeiler der spezifischen Immunität sind:

- **Diversität** (Vielfältigkeit) – die Fähigkeit, auf eine Vielzahl verschiedener körperfremder Substanzen spezifisch reagieren zu können
- **Spezifität** – feindliche Eindringlinge werden von den genau auf sie trainierten Einsatzkräften erkannt
- **Gedächtnis** – eine Speicherfunktion, die die erlernten Abwehrstrategien abspeichert und beim nächsten Feindkontakt schnell den bewährten Angriffsplan ausführt

Eine weitere Unterteilung des Immunsystems ist die Unterscheidung zwischen einem humoralen und zellulären Teil. Humoral („eine Körperflüssigkeit betreffend") werden hierbei die nicht zellulären Anteile des Immunsystems genannt, die im Blutserum gelöst sind.

2.3 Antigene

Für das IMPP war dieses Unterkapitel in den letzten 10 Examina keiner Frage mehr würdig, in mündlichen Prüfungen will man dennoch öfters von dir wissen, was man unter den Begriffen Antigen und antigene Determinante versteht. Daher solltest du dir merken, dass eine Substanz, die eine Immunreaktion auslöst, als Antigen bezeichnet wird. Dabei fällt die Immunantwort umso stärker aus, je höher das Molekulargewicht und je komplexer

	angeboren, unspezifisch	erworben, spezifisch
zellulär	– physikalisch-chemische Hindernisse (Haut, Magensäure) – Phagozyten (Monozyten/Makrophagen, neutrophile Granulozyten)	T-Lymphozyten
humoral	– Komplementsystem – Interferone – Lysozym – Fieber	Antikörper aus Plasmazellen (differenzierte B-Lymphozyten)

Tab. 4: Unterteilung des Immunsystems

die Molekülstruktur des Antigens ist. Sehr gute Antigene sind z. B. große Proteine.
Manche Antigene sind hingegen so klein, dass sie erst an ein Trägermolekül gebunden werden müssen, um eine Immunantwort auszulösen. Diese Antigene werden auch als **Haptene** bezeichnet. Hierzu zählt beispielsweise das Penicillin, ein Antibiotikum.

2.3.1 Antigene Determinante

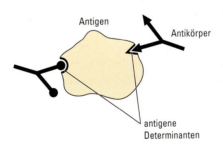

Abb. 32: Antigene Determinante

medi-learn.de/6-bc6-32

Antigene sind oft relativ große Moleküle mit einer vielseitigen Struktur. Als antigene Determinante bezeichnet man genau den **Oberflächenabschnitt eines Antigens**, der von einem Antikörper erkannt wird.
Es können daher auch verschiedene Antikörper, die spezifisch verschiedene antigene Determinanten erkennen, an das gleiche Antigen binden.

2 Immunsystem

2.4 Immunzellen

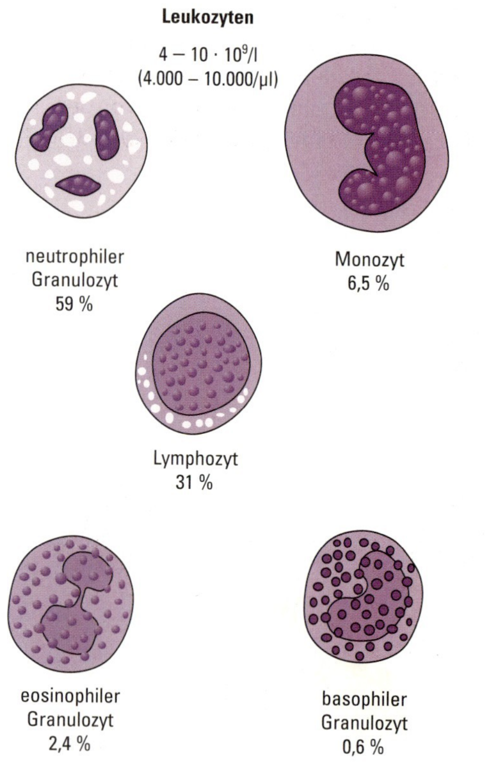

Leukozyten
$4 – 10 \cdot 10^9/l$
$(4.000 – 10.000/\mu l)$

neutrophiler Granulozyt 59 %

Monozyt 6,5 %

Lymphozyt 31 %

eosinophiler Granulozyt 2,4 %

basophiler Granulozyt 0,6 %

Abb. 33: Immunzellen   medi-learn.de/6-bc6-33

Merke!

Steigt die Leukozytenzahl auf über $10 \cdot 10^9/l$ spricht man von einer Leukozytose, sinkt sie unter $4 \cdot 10^9/l$ von einer Leukopenie.

2.4.1 Entwicklung der Immunzellen

Während der erste Teil dieses Buches vor allem den Erythrozyten und Thrombozyten, also den Heizöllastern und der Straßenwacht unserer Stadt gewidmet war, beschäftigen wir uns nun mit den Immunzellen, den Sicherheitskräften in unserer Stadt.
Die Immunzellen bezeichnet man auch als **Leukozyten**, da sie im Mikroskop im Gegensatz zu den roten Erythrozyten weiß (gr. leukos = weiß) erscheinen.
Im Knochenmark entstehen aus Stammzellen lymphoide und myeloide Vorläuferzellen (s. Abb. 34, S. 41). Die weitere Reifung und Entwicklung finden im Thymus und Knochenmark statt. Diese werden auch als primäre lymphatische Organe bezeichnet.

Aus den **lymphoiden Vorläuferzellen** entwickeln sich
- T-Lymphozyten,
- B-Lymphozyten und
- NK-Zellen.

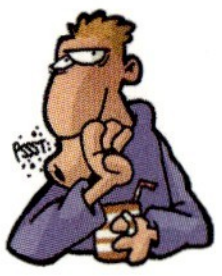

Aus den **myeloiden Vorläufern** entstehen
- Monozyten,
- Mastzellen,
- Granulozyten und
- Megakaryozyten.

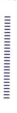

Welche Faktoren dabei eine regulatorische Rolle spielen und über welche verschiedenen Zwischenstufen diese Entwicklung verläuft, ist zwar hochinteressant, aber echtes Spezialwissen und für das Physikum nicht von Bedeutung. Du kannst dich daher getrost mit der einfachen Entwicklungsvariante zufrieden geben.

2.4.2 Granulozyten

Die Granulozyten zählen zum **angeborenen, unspezifischen** Teil unseres Immunsystems. Sie gehören zur Schutzpolizei der Stadt und sind ständig auf der Suche nach Eindringlingen unterwegs durch die Straßen.
Man untergliedert sie weiter in neutrophile, eosinophile und basophile Granulozyten.

Übrigens ...
Die Bezeichnung neutrophil, eosinophil und basophil bezieht sich auf die entsprechende Anfärbbarkeit spezifischer Granulozytengranula.

2.4.2 Granulozyten

Neutrophile Granulozyten

Neutrophile Granulozyten (s. IMPP-Bild 1, S. 70) bilden mit ca. 60 % die stärkste Fraktion der Leukozyten. Zu ihren besonderen Fähigkeiten gehört vor allem die **Phagozytose**, also die Fähigkeit, z. B. im Gewebe Bakterien aufzufressen und zu verdauen.

Diese Abteilung der Schutzpolizei ist also für die „foreign affairs" zuständig.

Um ihre Aufgabe bewältigen zu können, sind neutrophile Granulozyten mit einer Reihe von Verdauungsenzymen bewaffnet, von denen du dir vor allem die **Myeloperoxidase** und die **Ela-**

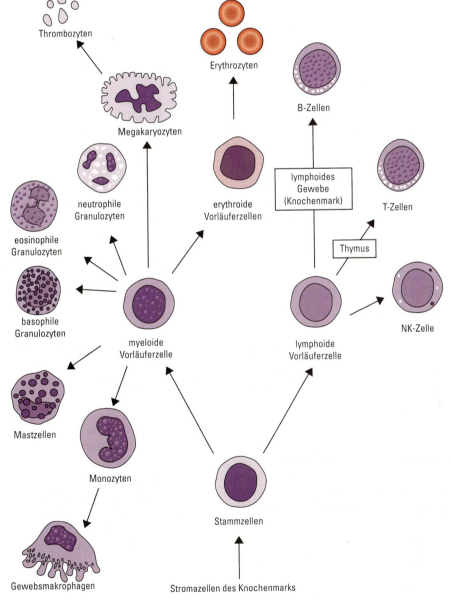

Abb. 34: Stammbaum

stase merken solltest. Die Myeloperoxidase bildet Hypochloritionen (OCl⁻), welche sehr reaktiv sind und zur Zerstörung der Bakterien beitragen (s. Phagozytose, s. 2.9, S. 64). Elastase ist ein Enzym, das unter anderem Elastin spaltet und ebenfalls zur Zerstörung phagozytierter Partikel führt. Ein weiteres, von den neutrophilen Granulozyten verwendetes Enzym ist das **Lysozym**, das Bakterienwände zerstört, indem es die Mureinbindungen der Bakterienwände spaltet. Außerdem ist ein neutrophiler Granulozyt auch in der Lage, sich mittels Adhäsionsproteinen (den Selektinen) an der Gefäßwand kleiner Venen festzuhalten und eine Entzündungsreaktion auszulösen. Dies vollbringt er durch die Abgabe von **Leukotrienen** (Abkömmlinge der mehrfach ungesättigten Fettsäure Arachidonsäure, s. Skript Biochemie 7). Leukotriene sind also Entzündungsmediatoren.

Übrigens ...
Eiter besteht aus zugrundegegangenen neutrophilen Granulozyten.

Eosinophile Granulozyten

Eosinophile Granulozyten (s. IMPP-Bild 2, S. 70) machen ca. 3 % der Leukozyten aus. Sie spielen eine wichtige Rolle bei der **Abwehr von Parasiten** und treten gehäuft bei **allergischen Reaktionen** wie z. B. Asthma auf.

Basophile Granulozyten

Basophile Granulozyten sind mit nur 1 % der Leukozyten die zahlenmäßig schwächste Granulozytenfraktion. In ihren Granula enthalten sie unter anderem **Heparin** und **Histamin**. Funktionell haben sie große Ähnlichkeit mit Mastzellen (vgl. Mastzelldegranulation, s. 2.4.4, S. 43).

2.4.3 Monozyten

Monozyten (Blutmakrophagen) sind – im Gegensatz zu den Granulozyten – die Fresszellen des Blutes. Auch sie können irreversibel die Blutbahn verlassen. Dadurch werden sie (Gewebs-) Makrophagen.
Diese Abteilung der Schutzpolizei ist also sowohl für innere (Monozyten) als auch äußere (Makrophagen) Angelegenheiten zuständig.
Auch die Monozyten zählen zum angeborenen, unspezifischen Teil unseres Immunsystems.

Makrophagen

Hat ein Monozyt die Blutbahn verlassen und sich in einem bestimmten Gewebe niedergelassen, heißt er (Gewebs-) **Makrophage**. Makrophagen übernehmen mit den neutrophilen Granulozyten die Aufgabe, Fremdpartikel, die in den Organismus eingedrungen sind, im Gewebe zu beseitigen.
Noch effektiver können die Makrophagen arbeiten, wenn sie von den Koordinatoren unseres Immunsystems – den T-Helferzellen – aktiviert werden.
Dazu geben die T-Helferzellen den Botenstoff **Interferon-γ** ab, der dann über einen membranständigen Rezeptor die Makrophagen aktiviert; ein biologischer Funkspruch also.
Makrophagen können ihrerseits Funksprüche an verschiedene andere Zellen absetzen, also Botenstoffe produzieren und sezernieren.
Zu diesen prüfungsrelevanten Botenstoffen gehören vor allem
- **Interleukin 1**,
- **Tumornekrosefaktor α** und
- **Interferon γ**.

Daneben besitzen Makrophagen auf ihrer Oberfläche **Rezeptoren für den Fc-Teil von Antikörpern und für den Komplementfaktor C3b**. Beide Rezeptoren dienen der Erkennung opsonierter (= schmackhaft gemachter) Partikel. Ein Ganove in unserer Stadt, an dem ein Sender klebt, kann von unserem Sicherheitsdienst sehr schnell erkannt und verhaftet werden.

2.4.4 Mastzellen

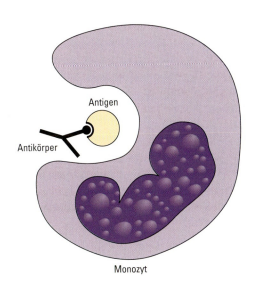

Abb. 35: Opsonierung   medi-learn.de/6-bc6-35

Im Organismus übernehmen **Antikörper und der Komplementfaktor C3b** diese Markierungsaufgabe. Haben sie an einem Antigen gebunden, können Monozyten und Makrophagen dieses über ihre Rezeptoren sehr schnell erkennen und phagozytieren.

Toll-like Rezeptoren (TLR) helfen Makrophagen und anderen Zellen ebenfalls dabei, charakteristische Kennzeichen von pathogenen Keimen zu erkennen. Dazu zählen Lipopolysaccharide, die man in der Membran gramnegativer Bakterien findet. Eine wichtige Waffe der Makrophagen ist das **bakteriolytisch wirkende Stickstoffmonoxid (NO)**, das die Makrophagen aus Arginin freisetzen können.

> **Merke!**
>
> Auch das **C-reaktive Protein**, das bei Entzündungen massiv produziert wird, bewirkt eine Opsonierung.

2.4.4 Mastzellen

Die ebenfalls zum **angeborenen, unspezifischen** Teil unseres Immunsystems zählenden Mastzellen spielen eine große Rolle bei **Allergien**. Kommt es zu einem Erstkontakt mit einem solchen Antigen (z. B. Pollen), bildet der Orga-

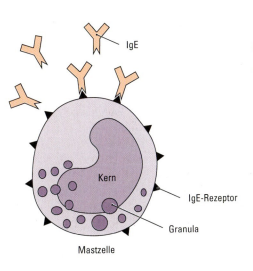
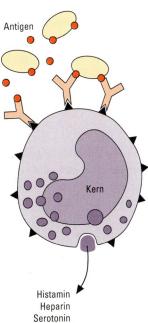

Abb. 36: Mastzelldegranulation   medi-learn.de/6-bc6-36

2 Immunsystem

nismus spezifische Antikörper dagegen (s. 2.7, S. 56). Diese Antikörper der Klasse E (= IgE) heften sich auf die Zelloberfläche der Mastzellen und werden so zu Mastzellrezeptoren für die eingeatmeten Pollen.

Kommt es nun zu einem Zweitkontakt mit den bereits bekannten Pollen, binden sie an die Oberflächen-Antikörper der Mastzellen und führen so zu einer **Quervernetzung dieser Antikörper**.

Diese Quervernetzung löst die Freisetzung von allergievermittelnden Stoffen aus. Zu diesen prüfungsrelevanten Allergiemediatoren gehören

- **Histamin**,
- **Heparin** und
- **Serotonin**.

Über den gleichen Mechanismus setzen auch basophile Granulozyten Histamin und Heparin frei.

2.4.5 T-Lymphozyten

T-Lymphozyten gehören zum **erworbenen, spezifischen Abwehrsystem** und entsprechen in unserer Stadt den hoch spezialisierten Mitgliedern der Kriminalpolizei und der Sondereinsatzkommandos.

T-Zellrezeptor

Kriminalbeamte besitzen u. a. ihre Augen, um Ganoven zu identifizieren. Doch wie schafft es ein blinder T-Lymphozyt, ein Antigen zu erkennen? Sein wichtigstes Werkzeug ist der T-Zellrezeptor, der Antigene bindet, die ihm auf speziellen Proteinen – den MHC-Molekülen (s. 2.6, S. 49) – von anderen Zellen präsentiert werden.

Die T-Zellrezeptoren eines T-Lymphozyten richten sich alle gegen das gleiche Antigen. Trotzdem gibt es sehr viele unterschiedlich aufgebaute T-Zellrezeptoren. Diese Vielfalt erklärt sich dadurch, dass für einen Rezeptor verschiedene Genabschnitte codieren, die ih- rerseits in verschiedenen Variationen vorliegen und in der Entwicklung miteinander kombiniert werden. Dies nennt man auch **genetischen Polymorphismus**. Durch zusätzliche Mutationen ergeben sich noch weitere Varianten. Doch wie sieht ein solcher Rezeptor überhaupt aus?

Ein T-Zellrezeptor besteht aus zwei verschiedenen membranständigen Proteinketten, einer α- und einer β-Kette. Man spricht daher auch von einer **heterodimeren Struktur**. Angelagert ist dem Rezeptor immer ein **Oberflächenprotein namens CD3**. Hat ein T-Zellrezeptor sein spezifisches Antigen gebunden, kann zum Beispiel eine klassische Phosphoinositolkaskade ausgelöst werden, die über IP_3 zu einem Anstieg der zytosolischen Ca^{2+}-Konzentration und über Diacylglycerin zu einer Phosphorylierung von Proteinen führt.

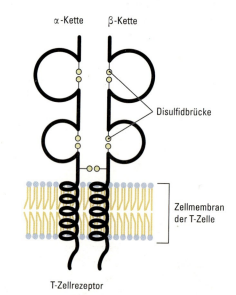

Abb. 37: T-Zellrezeptor

Merke!

T-Lymphozyten können Antigene mit ihrem T-Zellrezeptor nur erkennen, wenn sie ihnen auf MHC-Molekülen präsentiert werden.

2.4.5 T-Lymphozyten

T-Lymphozyten-Prägung

Nachdem sich ein T-Lymphozyt im Knochenmark aus lymphoiden Vorläuferzellen entwickelt hat, muss er – genau wie ein Kripoanwärter in unserer Stadt – erst einmal die Schulbank drücken. Diese Schule befindet sich im **Thymus**, daher auch die Bezeichnung T-Lymphozyten. Im ersten Abschnitt ihrer Ausbildung werden den jungen T-Lymphozyten von den Thymus-Epithelzellen MHC-Proteine (s. 2.6, S. 49) präsentiert. Mit diesen MHC-Molekülen werden den T-Lymphozyten später Antigene präsentiert, die sie mit ihrem T-Zellrezeptor erkennen können. Passt der Rezeptor eines T-Lymphozyten NICHT auf das MHC-Molekül, ist die Zelle unbrauchbar und wird in den Selbstmord getrieben (Apoptose oder programmierter Zelltod). Das Gleiche passiert, wenn der T-Zellrezeptor zu fest an das MHC-Molekül bindet.

Fällt unser Kripoanwärter durch diesen Test, muss er also die Polizeiakademie verlassen und seine Karriere ist beendet, bevor sie überhaupt begonnen hat.

Nur Zellen, die eine mittelstarke Bindung mit dem MHC-Protein eingehen – es also auch wieder loslassen können – sind für den Dienst geeignet und werden weiter ausgebildet.

Im zweiten Ausbildungsschritt wird den jungen T-Lymphozyten von dendritischen Zellen auf einem MHC-Molekül ein Autoantigen präsentiert. Ein Autoantigen ist ein körpereigener Stoff, an den T-Zellen NICHT binden dürfen. Bindet die T-Zelle dennoch an das Autoantigen, kann sie folglich körpereigen und körperfremd nicht unterscheiden und wird eliminiert. Nur T-Zellen, die beide Prüfungen bestanden haben, erhalten ihren Schulabschluss und können ihren Dienst antreten. Dazu wandern die reifen T-Lymphozyten ins Blut und in die sekundären, lymphatischen Organe, wie z. B. die Lymphknoten.

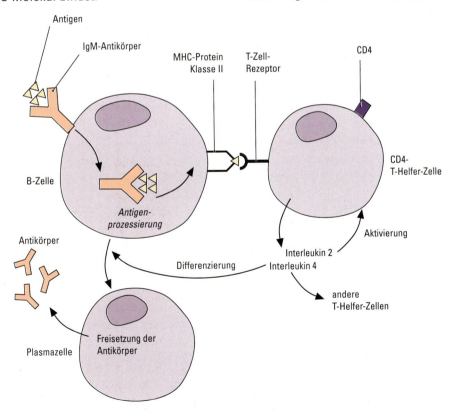

Abb. 38: B-Zellaktivierung

2 Immunsystem

Bei den reifen T-Lymphozyten unterscheidet man mehrere Unterklassen (T-Helfer-Zellen und T-Killer-/cytotoxische T-Zellen).

> **Merke!**
>
> - T-Lymphozyten müssen MHC-Moleküle mit ihren T-Zellrezeptoren erkennen und mittelstark binden.
> - T-Lymphozyten dürfen NICHT an Autoantigene binden.

Übrigens ...
Werden fälschlicherweise T-Lymphozyten aus dem Thymus entlassen, die Autoantigene binden, so greifen diese körpereigene Strukturen an und es kommt zu einer Autoimmunerkrankung.

T-Helferzellen

T-Helferzellen haben auf ihrer Zelloberfläche ein charakteristisches Oberflächenprotein namens CD4. Man spricht daher auch von **CD4-positiven T-Zellen**.
Mit ihrem T-Zellrezeptor erkennen sie Antigene, die ihnen z. B. von B-Lymphozyten (s. 2.4.6, S. 47) auf einem **MHC-Molekül der Klasse II** (s. 2.6.1, S. 50) präsentiert werden.
Hat die T-Helferzelle ein solches Antigen erkannt, gibt sie die Botenstoffe **Interleukin 2** und **Interleukin 4** ab:
- Mit Interleukin 2 aktiviert unsere T-Helferzelle sich selbst sowie weitere T-Helferzellen.
- Interleukin 4 meldet einer B-Zelle, dass sie sich zu einer Plasmazelle weiterentwickeln soll. Diese Plasmazelle fängt nun an massenhaft Antikörper zu produzieren, die sich genau gegen das Antigen richten, das die ganze Reaktion in Gang gebracht hat.

T-Helferzellen helfen also den B-Zellen bei ihrer Differenzierung. Bei den T-Helferzellen gibt es zwei verschiedene Typen, die TH1- und die TH2-Zellen, welche sich in ihrem Interleukinspektrum unterscheiden:

TH1-Zellen aktivieren sich selbst (über Interleukin-2) und Makrophagen (über Interferon-γ), **TH2-Zellen** stimulieren B-Zellen mit Interleukin-4.

Übrigens ...
Die Bezeichnung CD steht für Cluster of Differentiation und beschreibt Oberflächenproteine, die zur Differenzierung zwischen verschiedenen Zellen genutzt werden. Inzwischen sind über 300 solcher Proteine bekannt!
HIV bindet sich spezifisch an CD4, um in das Innere der T-Helferzelle zu gelangen.

> **Merke!**
>
> CD4-positive T-Zellen erkennen MHC-Moleküle der Klasse II.

T-Killerzellen

Sind die T-Helferzellen eher mit Koordinatoren im Dienste der Kriminalpolizei zu vergleichen, so ist bei den T-Killerzellen der Name Programm: Sie entsprechen den schnellen Spezialeinheiten, die das Verbrechen direkt bekämpfen.
Wie die T-Helferzellen tragen auch die T-Killerzellen ein charakteristisches Oberflächenprotein, das CD8. Man spricht daher auch von **CD8-positiven T-Zellen**.
Die T-Killerzellen erkennen mit ihrem T-Zellrezeptor Antigene, die ihnen von normalen Körperzellen auf einem **MHC-Molekül der Klasse I** (s. 2.6.1, S. 50) präsentiert werden. Haben sie ein solches Antigen erkannt, machen sie ihrem Namen alle Ehre und töten diese Zelle ab, z. B. durch den Einbau von Perforinen, die zum Wassereinstrom führen oder durch Induktion von Apoptose. Ein solches Antigen kann z. B. Bestandteil eines Virus sein, das sich in der betroffenen Zelle eingenistet hat.

> **Merke!**
>
> CD8-positive T-Zellen erkennen MHC-Moleküle der Klasse I.

2.4.6 B-Lymphozyten

B-Lymphozyten entwickeln sich wie T-Lymphozyten im Knochenmark aus lymphoiden Vorläuferzellen und besuchen ebenfalls eine Schule. Diese B-Lymphozyten-Schule befindet sich allerdings im Knochenmark (engl. = **B**one **M**arrow), daher auch der Name B-Lymphozyten. Vergleichen kann man sie mit den Beamten des Erkennungsdienstes unserer Stadt.

Auf ihrer Oberfläche tragen B-Lymphozyten Antikörpermoleküle als Rezeptoren, mit denen sie Antigene binden können. Diese Antikörper gehören zur IgM- oder IgD-Klasse, wobei alle Oberflächenrezeptoren eines B-Lymphozyten immer zur gleichen Klasse gehören.

B-Lymphozyten-Differenzierung

Bindet ein B-Lymphozyt mit seinem Rezeptor ein passendes Antigen, wird das Antigen in die Zelle aufgenommen und verdaut. Die Bruchstücke werden auf **MHC-Molekülen der Klasse II** an der Zelloberfläche präsentiert.

Wenn nun eine T-Helferzelle mit ihrem T-Zellrezeptor die B-Zelle abtastet und das Antigen erkennt, gibt sie Botenstoffe ab – unter anderem auch das auf die B-Lymphozyten wirkende Interleukin 4 (s. Abb. 39, S. 48). Hat der B-Lymphozyt die Botschaft erhalten, also Interleukin 4 an seinen Rezeptor gebunden, bewirkt das zweierlei:

- zum einen **klonale Expansion** (der B-Lymphozyt beginnt, sich in identische Zellen zu teilen),
- zum anderen **Differenzierung** (der Lymphozyt wird zu einer Plasmazelle).

Diese **Plasmazelle** produziert jetzt massenhaft Antikörper gegen das auslösende Antigen und gibt diese durch konstitutive Sekretion an das Blut ab.

2.4.7 NK-Zellen

NK-Zellen (natürliche Killerzellen) stammen zwar ebenfalls von lymphoiden Vorläufern ab, werden aber aufgrund ihrer Funktionsweise dem angeborenen Immunsystem zugerechnet. Sie richten sich vorwiegend gegen infizierte oder entartete Zellen, deren Produktion von MHC-Molekülen (s. 2.6, S. 49) unterdrückt wird und die sonst vom Immunsystem kaum erkannt werden würden.

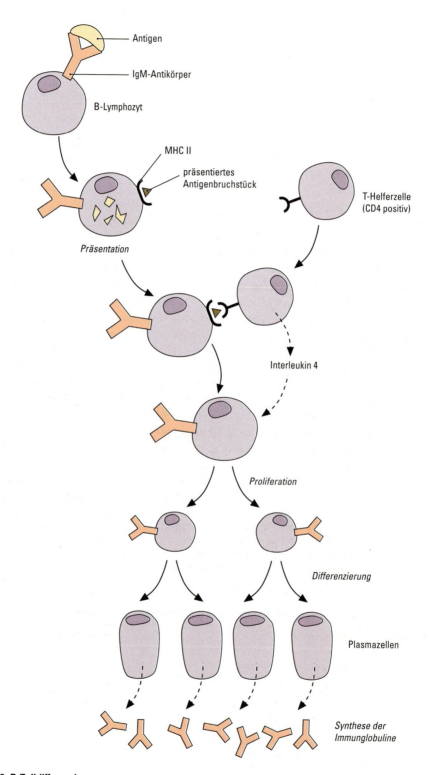

Abb. 39: B-Zelldifferenzierung

2.5 Zytokine

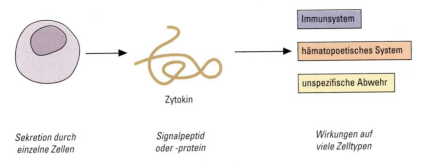

Abb. 40: Zytokine

2.5 Zytokine

Was die Funkgeräte für die Polizei sind, sind die Zytokine für die Zellen unseres Körpers. Es sind Polypeptide, die von bestimmten Zellen sezerniert werden, um über die spezifischen Oberflächenrezeptoren ihrer Zielzellen die gewünschte Wirkung auszulösen. In der Natur gibt es eine wahre Flut an diesen Botenstoffen, die aber in der schriftlichen Prüfung seit geraumer Zeit mit keiner Frage mehr gewürdigt wurden. Da aber hin und wieder im mündlichen Teil eine Frage zu ihnen gestellt wird, sind für dich die wichtigsten Zytokine des Immunsystems in der untenstehenden Tabelle (s. Tab. 5, S. 49) zusammengefasst.

2.6 MHC-Proteine

MHC-Proteine spielen eine entscheidende Rolle in der Immunabwehr und werden auch im Physikum gerne gefragt. Deshalb werden sie in diesem Kapitel näher beleuchtet.
MHC-Proteine sind **Oberflächenproteine**, die auf nahezu allen Zellen vertreten sind und dazu dienen, anderen Zellen **kurze Peptidfragmente** zu präsentieren. Man kann sich MHC-Moleküle als die **Silbertabletts des Immunsystems** vorstellen, die den verwöhnten Lymphozyten Antigene kredenzen.
Unterschieden werden MHC-Proteine der Klasse I von MHC-Proteinen der Klasse II. Beide Molekülklassen unterliegen – ähnlich dem T-Zellrezeptor – einem starken **genetischen Polymorphismus** (s. T-Zellrezeptor, S. 44).

Zytokin	Funktion	Syntheseort
Interleukin 1	– Aktivierung von B- und T-Lymphozyten – Ausbildung Entzündungsreaktion, Fieber – Verstärkte Bildung von Akute-Phase-Proteine	Makrophagen
Interleukin 2	Proliferation von B- und T-Lymphozyten	T-Zellen
Interleukin 4	Proliferation und Differenzierung von B-Lymphozyten	T_{H2}-Zellen
Tumornekrosefaktor α	– Makrophagenaktivierung – Fieber – Nekrosen im Tumorgewebe	Makrophagen
Interferon α/β	– antivirale Aktivität – Proliferationshemmung bei Lymphozyten – MHC-I-Hochregulierung	Fibroblasten Lymphozyten
Interferon γ	– MHC-I- und MHC-II-Hochregulierung – Makrophagenaktivierung	T_{H1}-Zellen

Tab. 5: Zusammenfassung der Zytokine

2 Immunsystem

> **Übrigens ...**
> Der Name **MHC** (**M**ajor **H**istocompatibility **C**omplex) entstand, weil diese Proteine im Rahmen von Gewebeunverträglichkeitsreaktionen bei Transplantatabstoßungen entdeckt wurden. Eine synonyme Bezeichnung beim Menschen ist **HLA** (**H**uman **L**eukocyte **A**ntigen).

2.6.1 MHC-I-Proteine

MHC-I-Moleküle bestehen aus **einer membranständigen α-Kette** und einem **angelagerten $β_2$-Mikroglobulin**. Sie befinden sich auf **allen kernhaltigen Zellen** und daher also NICHT auf Erythrozyten (da diese ja keinen Kern haben). Baut eine Zelle zelleigene Proteine im **Proteasom** ab, die bei einer Virusinfektion körperfremdes Material enthalten können, schleust sie kontinuierlich einen Teil der entstandenen Peptidfragmente ins endoplasmatische Retikulum. Dort werden diese auf ein MHC-I-Molekül geladen und über den Golgi-Komplex zur Zelloberfläche transportiert.
An der Zelloberfläche präsentiert nun unser **immunologisches MHC-I-Silbertablett** sein Peptidfragment den patrouillierenden **CD8-positiven T-Killerzellen**. Die Bindung der Peptidfragmente wird dabei nur von der α-Kette bewerkstelligt.
Erkennt eine T-Killerzelle ein solches Peptidfragment als körperfremdes Antigen, das z. B. von einem Virus stammt, tötet sie die befallene Zelle ab.

> **Übrigens ...**
> Da mittels der MHC-I-Moleküle Peptidfragmente aus dem eigenen Zellhaushalt präsentiert werden, erklärt sich so auch die **Transplantatabstoßungsreaktion**:
> Körperfremde, transplantierte Zellen stimulieren über ihre fremden MHC-Proteine und Antigene zytotoxische T-Killerzellen und werden von diesen zerstört.

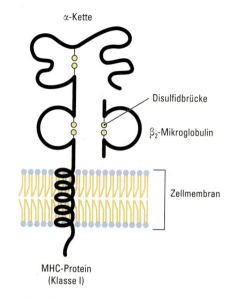

Abb. 41: MHC I

medi-learn.de/6-bc6-41

2.6.2 MHC-II-Proteine

MHC-II-Moleküle bestehen aus zwei **membranständigen Proteinketten**, einer α- und einer β-Kette. Sie befinden sich auf **antigenpräsentierenden Zellen**, wie z. B. Makrophagen und B-Lymphozyten.
Hat eine solche Zelle ein Antigen von außen aufgenommen, verdaut sie es im **Phagosom** (s. Phagozytose, 2.9, S. 64). Fragmente dieses Abbauprozesses werden in der Zelle auf MHC-II-Moleküle geladen, indem das Phagosom mit dem Endosom fusioniert, das die frisch synthetisierten MHC-II-Moleküle aus dem endoplasmatischen Retikulum anliefert.
Mit dem Antigen beladen wird nun das MHC-II-Molekül an die Oberfläche verlagert. Hier präsentiert es in bester Silbertablettsmanier patrouillierenden **CD4-positiven T-Helferzellen** dieses Antigen. Erkennt eine T-Helferzelle mittels ihres T-Zellrezeptors ein solches Antigen auf einer B-Zelle, setzt sie Interleukine frei, die zur B-Zelldifferenzierung führen.

2.6.2 MHC-II-Proteine

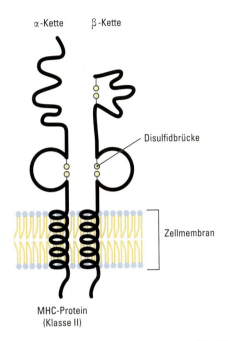

Abb. 42: MHC II   medi-learn.de/6-bc6-42

Merke!

- MHC-I besteht aus einer Proteinkette und einem angelagerten β_2-Mikroglobulin,
- MHC-II besteht aus zwei Proteinketten (α und β),
- MHC-I wird immer von CD8-positiven T-Killerzellen erkannt,
- MHC-II wird immer von CD4-positiven T-Helferzellen erkannt.

Diese Fakten lassen sich mit folgender Merkhilfe leichter behalten:
- (MHC) **1** · (CD) **8 = 8**
- (MHC) **2** · (CD) **4 = 8**

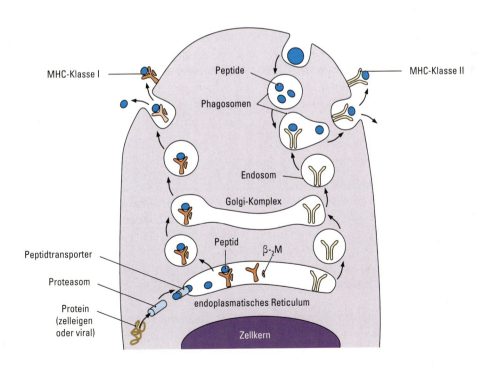

Abb. 43: MHC-Vergleich   medi-learn.de/6-bc6-43

DAS BRINGT PUNKTE

Bist du nun schon fast mit den wackeren **Immunzellen** unseres Körpers per Du, so helfen dir die folgenden Fakten, dies auch im Examen unter Beweis zu stellen:

- Neutrophile Granulozyten machen ca. 60 % der Leukozyten aus.
- Neutrophile Granulozyten enthalten Elastase.
- Basophile Granulozyten setzen bei Aktivierung Heparin und Histamin frei.
- Defensine sind anti-mikrobielle Effektormoleküle und werden von Neutrophilen sowie in Schleimhäuten produziert.
- TLR (Toll-Like-Rezeptoren) dienen der Erkennung charakteristischer, bakterieller Moleküle.
- T-Lymphozyten sezernieren Interleukin 2.
- Der T-Zellrezeptor erkennt nur Antigene, die ihm auf MHC-Molekülen präsentiert werden.
- Ein B-Lymphozytenklon produziert nur Antikörper gegen dasselbe Antigen.
- Zytotoxische T-Killerzellen haben CD8-Moleküle auf ihrer Oberfläche und erkennen MHC-Moleküle der Klasse I.
- T-Helferzellen haben CD4-Moleküle auf ihrer Oberfläche und erkennen MHC-Moleküle der Klasse II.
- Für die HIV-Infektion einer Zelle müssen das Oberflächenmolekül CD4 der Zielzelle und das Glykoprotein gp120 des HI-Virus miteinander in Wechselwirkung treten.

Damit du im Schriftlichen dein Wissen über **MHC-Proteine** auch auf einem Silbertablett präsentieren kannst, solltest du folgende Fakten parat haben:

- MHC-I befinden sich auf allen kernhaltigen Zellen.
- MHC-II sitzen auf antigenpräsentierenden Zellen.
- MHC-I wird von CD8-positiven T-Killerzellen erkannt.
- MHC-II wird von CD4-positiven T-Helferzellen erkannt.
- MHC-I besteht aus einer Proteinkette mit angelagertem β_2-Mikroglobulin.
- MHC-II besteht aus zwei Proteinketten.
- MHC-I-Moleküle präsentieren Peptidfragmente (eigene und fremde) aus dem zelleigenen Stoffwechsel.
- MHC-II-Moleküle präsentieren phagozytiertes Fremdmaterial.

FÜRS MÜNDLICHE

Beantworte nun unsere Fragen zum Thema Immunsystem. Dann kannst du an dieses Thema getrost einen Haken für dich machen.

1. Beschreiben Sie bitte das angeborene, unspezifische Immunsystem.
2. Beschreiben Sie bitte das erworbene, spezifische Immunsystem.
3. Bitte erklären Sie kurz, was ein Antigen ist.
4. Bitte erläutern Sie, wozu ein T-Zellrezeptor dient.
5. Fassen Sie bitte kurz das Prinzip der T-Lymphozytenprägung zusammen.
6. Fassen Sie bitte kurz das Prinzip der B-Zelldifferenzierung zusammen.

FÜRS MÜNDLICHE

7. Welche Lymphozytenunterklassen kennen Sie und was sind deren Hauptaufgaben?

8. Bitte erklären Sie, was Interleukine sind und erläutern Sie ihren Wirkmechanismus.

9. Bitte erklären Sie die Funktion der MHC-I-Moleküle.

10. Bitte erklären Sie die Funktion der MHC-II-Moleküle.

11. MHC-Moleküle unterliegen einem genetischen Polymorphismus. Was bedeutet diese Aussage.

---

1. Beschreiben Sie bitte das angeborene, unspezifische Immunsystem.
- Mit dem angeborenen, unspezifischen Immunsystem ist der Mensch von Geburt an ausgestattet.
- Es richtet sich nicht spezifisch gegen bestimmte Antigene.
- Es beinhaltet u. a. Phagozyten, das Komplementsystem und physikalisch-chemische Hindernisse.

2. Beschreiben Sie bitte das erworbene, spezifische Immunsystem.
- Die Schutzmechanismen gegen Antigene müssen erst erlernt werden.
- Die Abwehrstrategie ist dann spezifisch gegen diese Antigene gerichtet.
- Das erworbene, spezifische Immunsystem besteht aus T-Lymphozyten und B-Lymphozyten.

3. Bitte erklären Sie kurz, was ein Antigen ist.
- Ein Stoff, der eine Immunantwort auslöst.

4. Bitte erläutern Sie, wozu ein T-Zellrezeptor dient.
- Der T-Zellrezeptor dient der Antigenerkennung.
- Er erkennt nur von MHC-Molekülen präsentierte Antigene.
- T-Zellrezeptoren unterliegen einem genetischen Polymorphismus (s. 2.4.5, S. 44).

5. Fassen Sie bitte kurz das Prinzip der T-Lymphozytenprägung zusammen.
- Die T-Lymphozytenprägung findet im Thymus statt.
- Zuerst wird die Fähigkeit zur Erkennung von MHC-Molekülen getestet.
- Werden diese Moleküle nicht erkannt oder zu fest gebunden, führt dies zur Apoptose der T-Zelle.
- Bindet die T-Zelle an anschließend präsentierte Autoantigene, wird sie ebenfalls aussortiert.
- Eine erfolgreiche Prägung hat stattgefunden, wenn der T-Lymphozyt MHC-Moleküle mittelstark bindet und nicht an Autoantigene bindet.
- Nach erfolgreicher Prägung kommt es zur Aussiedlung in sekundäre lymphatische Organe und das Blut.

6. Fassen Sie bitte kurz das Prinzip der B-Zelldifferenzierung zusammen.
- Im ersten Schritt kommt es zur Bindung eines Antigens auf dem B-Zelloberflächenrezeptor (IgM oder IgD).
- Nach Aufnahme und Verdauung des Antigens werden Antigenfragmente auf der Oberfläche präsentiert.
- Diese Fragmente werden von T-Helferzellen erkannt, die nun Interleukin 4 abgeben.
- Interleukin 4 bewirkt die Differenzierung der B-Zellen zu Plasmazellen.

FÜRS MÜNDLICHE

– Die Plasmazellen produzieren anschließend Antikörper gegen das auslösende Antigen.

7. Welche Lymphozytenunterklassen kennen Sie und was sind deren Hauptaufgaben?
– CD4-positive T-Helferzellen tragen durch Interleukinproduktion z. B. zur Differenzierung von B-Lymphozyten bei und aktivieren Makrophagen.
– CD8-positive T-Killerzellen töten Zellen ab, die ihnen auf MHC-I-Molekülen Antigene präsentieren.
– B-Lymphozyten können mit ihren Oberfächenrezeptoren Antigene binden und diese CD4-positiven Helferzellen präsentieren. Der Kontakt löst die Proliferation und Differenzierung der B-Lymphozyten zu Plasmazellen aus, die jetzt Antikörper produzieren und sezernieren.

8. Bitte erklären Sie, was Interleukine sind und erläutern Sie ihren Wirkmechanismus.
– Interleukine sind Polypeptide, die von Leukozyten sezerniert werden.
– Sie wirken als Botenstoffe,
– binden an Oberflächenrezeptoren und lösen eine Signaltransduktion ins Zellinnere aus.

9. Bitte erklären Sie die Funktion der MHC-I-Moleküle?
– MHC-I-Moleküle präsentieren kurze Peptidfragmente aus dem eigenen Zellhaushalt.
– MHC-I-Moleküle werden im endoplasmatischen Retikulum mit Polypeptiden beladen und anschließend zur Zelloberfläche transportiert.
– Dort präsentieren sie diese Polypeptide CD8-positiven T-Killerzellen.
– Diese töten die Zelle ab, wenn Fremdmaterial präsentiert wird (z. B. bei einer Virusinfektion).

10. Bitte erklären Sie die Funktion der MHC-II-Moleküle.
– MHC-II-Moleküle werden mit Fragmenten aus dem Phagosom beladen und anschließend zur Zelloberfläche transportiert.
– Dort präsentieren sie diese Antigenfragmente CD4-positiven T-Helferzellen.
– Diese geben daraufhin Interleukine ab, die z. B. zur B-Zell-Differenzierung beitragen.

11. MHC-Moleküle unterliegen einem genetischen Polymorphismus. Was bedeutet diese Aussage?
– Für ein MHC-Molekül codieren verschiedene Genabschnitte.
– Durch Kombination der Genabschnitte, die in mehreren Variationen vorliegen, wird eine große Vielfalt erzeugt.
– Mutationen in der Entwicklung verstärken diesen Effekt.

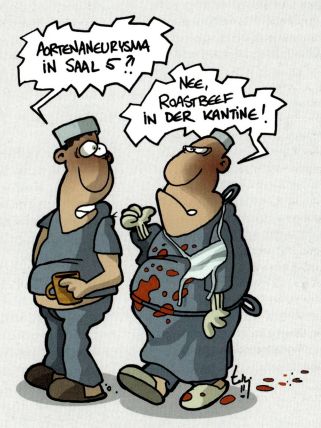

Mehr Cartoons unter www.medi-learn.de/cartoons

Pause

Endspurt! Noch einmal kurz grinsen,
dann geht's auf zum letzten Kapitel ...

2 Immunsystem

2.7 Antikörper

Antikörper sind Proteine, die Antigene binden können. Aufgrund ihrer globulären Struktur spricht man auch von **Immunglobulinen** (Ig). Jeder Antikörper erkennt mit einem speziellen Molekülbereich genau (s)ein Antigen, die **Antigenerkennung** ist also **spezifisch**.
Ein zweiter Molekülbereich des Antikörpers ist für weitere biologische Funktionen zuständig, wie z. B. die Bindung an andere Zellen oder die Bindung von Komplementfaktoren.
Antikörper werden von Plasmazellen gebildet, die sich aus B-Lymphozyten entwickeln (s. Abb. 39, S. 48). Neben den T-Zellrezeptoren und den MHC-Proteinen zeigen auch die Antikörper einen ausgeprägten **genetischen Polymorphismus** (s. 2.4.5, S. 44).
Antikörper werden sehr gerne im Physikum gefragt, deshalb wird dir ein aufmerksames Lesen des nächsten Kapitels sicherlich einige Punkte bringen!

2.7.1 Struktur der Antikörper

Ein Antikörper besteht **aus zwei identischen schweren H-Ketten** (engl. = heavy) und **zwei identischen leichten L-Ketten** (engl. = light). Beide Kettenklassen haben eine **konstante** (C) **und eine variable Region** (V). Den variablen Teil der schweren Kette kürzt man entsprechend mit V_H ab, den der leichten mit V_L. Verbunden sind die vier Ketten über **Disulfidbrücken**. Die schweren und leichten Ketten aller Antikörper liegen größtenteils als β-Faltblattstruktur vor.

H-Ketten

Ein Antikörper enthält **immer** zwei identische schwere Ketten. Der konstante (C)-Anteil der schweren Ketten wird noch jeweils in drei so genannten „CH-Domänen" (H steht auch hier für heavy) unterteilt. Diese Domänen werden benötigt, damit der Antikörper später von Makrophagen und neutrophilen Granulozyten gebunden werden kann.

Eine Plasmazelle kann dabei fünf verschiedene Klassen dieser H-Ketten produzieren (α, γ, δ, ε und μ). Die Klasse der schweren Kette bestimmt die Zugehörigkeit eines Antikörpers zu den verschiedenen Antikörperklassen:
- Ig**A** (α)
- Ig**G** (γ)
- Ig**D** (δ)
- Ig**E** (ε)
- Ig**M** (μ)

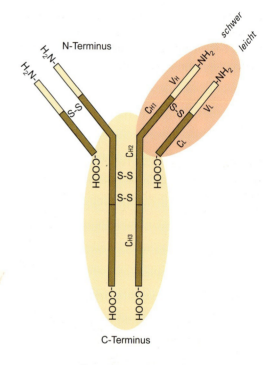

Abb. 44: Struktur von IgG   medi-learn.de/6-bc6-44

Zunächst produziert eine Plasmazelle **immer IgM** und erst anschließend eine der anderen Antikörperklassen. Bei diesem Klassenswitch (Umschalten zu einer anderen Antikörper-Klasse) wird **nur der konstante Teil der schweren Kette verändert**. Die Antigenbindungsstelle und damit die Spezifität des Antikörpers bleibt erhalten. Dieser Austausch findet auf Genebene statt, indem der für die H-Kette der Klasse μ codierende Abschnitt herausgeschnitten wird und verloren geht (somatische Rekombination). Bei der weiteren Synthese werden dann

2.7.1 Struktur der Antikörper

die Gene abgelesen, die für die anderen H-Ketten-Klassen codieren.
Nach einem Klassenswitch kann eine B-Zelle daher nicht mehr zu früher produzierten Antikörperklassen zurückkehren.

L-Ketten

Wie die schweren Ketten eines Antikörpers, sind auch seine leichten Ketten identisch.
Der variable Teil kann sich aber durchaus von dem der H-Kette unterscheiden. Man unterscheidet zwei verschiedene L-Ketten: κ und λ. Ein IgG-Molekül kann damit in zwei verschiedenen Variationen vorliegen:
– als γγλλ oder
– als γγκκ.

F_{ab}-Fragment

Das Enzym Papain kann einen Antikörper in drei Teile spalten. Hierbei entstehen zwei F_{ab}-Fragmente (= **a**ntigen **b**in-

ding) und ein F_c-Fragment (= **c**rystallyzable).
Das F_{ab}-Fragment besitzt mit seinen variablen Anteilen der leichten und der schweren Ketten die Fähigkeit zur **Antigenbindung**.

> **Merke!**
>
> Ein Antikörpermolekül hat zwei Antigenbindungsstellen (Paratope), die sich an den F_{ab}-Fragmenten befinden.

Antigen-Antikörper-Bindung

Die N-terminalen, variablen Anteile beider Ketten (L + H-Kette) eines Antikörpers bilden die Antigenbindungsstelle und NICHT etwa die Faltblattstruktur der H-Kette, wie im schriftlichen Physikum gerne behauptet wird.
Doch wie sieht nun eine solche Antigenbindung genau aus?
Bei der Antigen-Antikörper-Bindung handelt es sich NICHT um eine kovalente Bindung. Vielmehr spielt dabei eine Vielzahl anderer Faktoren eine Rolle, nämlich
– **elektrostatische Wechselwirkungen,**
– **hydrophobe Wechselwirkungen,**
– **Van-der-Waals-Kräfte** und
– **Wasserstoffbrückenbindungen**.
Der gesamte Prozess der Bindung eines Antigens an einen Antikörper folgt dem **Massenwirkungsgesetz**.

F_c-Fragment

Das F_c-Fragment wird von den langen Abschnitten der schweren Ketten gebildet. Es vermittelt die biologische Aktivität eines Antikörpers:
– Makrophagen und neutrophile Granulozyten haben einen Rezeptor für die CH-Domänen der F_c-Fragmente und können so Antikörper binden.
– Außerdem kann das F_c-Fragment über ein Oligosaccharid Komplement binden und
– es ist für die Plazentagängigkeit des IgG verantwortlich.

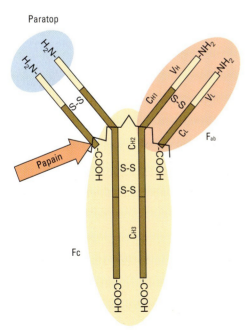

Abb. 45: F_{ab}-Fragmente   medi-learn.de/6-bc6-45

2 Immunsystem

> **Merke!**
>
> Wichtige Vorgänge, die durch das F_c-Fragment vermittelt werden, sind
> – die Bindung an Makrophagen und neutrophile Granulozyten,
> – die Komplementbindung und
> – Durchdringung der Plazentaschranke (IgG).

Gelenkregion

Im Bereich des Übergangs der F_{ab}-Fragmente zum F_c-Fragment (die Stelle, an der Papain spaltet, s. Abb. 45, S. 57) bestehen die H-Ketten **hauptsächlich aus Cystein- und Prolinresten**. Dieser Molekülabschnitt ist **beweglich** und wird als **Gelenkregion** bezeichnet. Diese Beweglichkeit ermöglicht die Bindung antigener Determinanten (s. 2.3.1, S. 39) mit unterschiedlichen Abständen.

2.7.2 Antikörperklassen

Wie bereits beschrieben (s. 2.7.1, S. 56), existieren fünf verschiedene Klassen von Antikörpern.

Dabei haben Antikörper verschiedener Klassen, wenn sie alle von derselben Plasmazelle produziert wurden, die **gleiche Antigenbindungstelle**. Die unterschiedliche Struktur ihres F_c-Fragments verleiht den verschiedenen Antikörperklassen jedoch unterschiedliche biologische Fähigkeiten.

Diese unterschiedlichen Fähigkeiten nehmen wir jetzt mal etwas genauer unter die Lupe:

IgM

IgM-Antikörper sind die ersten Immunglobuline, die unsere Plasmazelle bildet. Man spricht daher auch vom **Immunglobulin der Frühphase einer Immunantwort**.

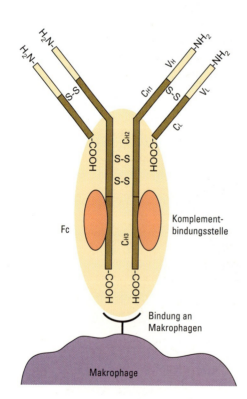

Abb. 46: F_c-Fragment

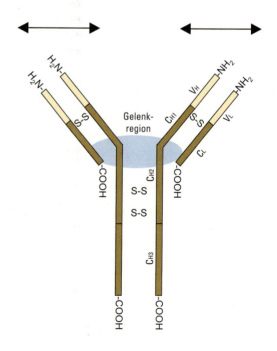

Abb. 47: Gelenkregion

2.7.2 Antikörperklassen

Ein IgM besteht aus **fünf** Antikörpermolekülen, die über ein Verbindungspeptid (J-Kette, für engl. = joining) und über Disulfidbrücken zu einem Pentamer verbunden sind. Damit ist es das schwerste Immunglobulin und bringt stattliche 900 000 Dalton (eine atomare Masseneinheit) auf die Waage.

Zu seinen besonderen Fähigkeiten gehört die **Agglutination** – die Fähigkeit, unlösliche Antigene zu vernetzen. Die so vernetzten Antigene können dann beispielsweise durch Makrophagen beseitigt werden.

IgM ist außerdem ein starker **Aktivator des Komplementsystems** (s. 2.8, S. 61) und der einzige Antikörper, der vom Fetus – etwa ab dem fünften Schwangerschaftsmonat – selbständig gebildet werden kann.

Fürs Physikum solltest du dir zusätzlich noch merken, dass die **Antikörper des AB0-Blutgruppen-Systems** zur Klasse der IgM gehören.

IgG

IgG ist im Gegensatz zum IgM ein **Monomer**, besteht also nur aus einem Antikörpermolekül und wiegt auch nur 150 000 Dalton.

Es ist das Immunglobulin mit der **höchsten Serumkonzentration**, zu dessen besonderen Fähigkeiten die **Neutralisierung von Toxinen** gehört.

Wie auch das IgM ist es in der Lage, Antigene zu agglutinieren und aktiviert ebenfalls das **Komplementsystem**. Außerdem bewirkt es die **Opsonierung** von Antigenen (s. Abb. 35, S. 43).

Eine weitere Fähigkeit des IgG ist die **Virusneutralisierung**: Ein Virus muss, um sich zu replizieren, in eine Wirtszelle eindringen. Sind nun aber seine Hüllproteine, die beim Eindringen eine entscheidende Rolle spielen, durch IgG-Moleküle blockiert, muss das Virus draußen bleiben.

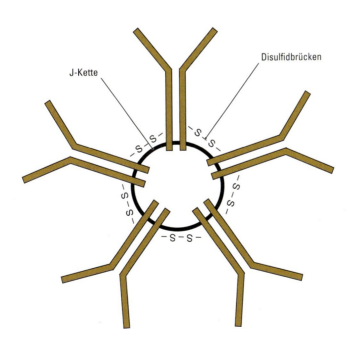

Abb. 48: IgM

2 Immunsystem

Doch damit nicht genug: IgG ist das einzige Immunglobulin, das **plazentagängig** ist. Es vermittelt dem Fetus so eine Leihimmunität, bis dieser ab dem fünften Schwangerschaftsmonat eigene Immunglobuline (IgM) bilden kann. Die Anti-D-Blutgruppenantikörper gehören zur Klasse der IgG und da sie plazentagängig sind, vermitteln sie die **fetale Erythroblastose**.

Fetale Erythroblastose

Die fetale Erythroblastose wird auch **Morbus hämolyticus neonatorum** genannt.
Hinter diesen komplizierten Worten verbirgt sich eine ebenso simple wie fatale Erkrankung. Voraussetzung für diese Erkrankung ist die Schwangerschaft einer rhesus-negativen (rh-) Mutter mit einem rhesus-positiven (Rh+) Kind. Tritt während der Geburt kindliches Blut in den mütterlichen Organismus über, so immunisiert sich dieser gegen das Rh+-Antigen, ein Protein, das auf der Membran der fetalen Erythrozyten exprimiert wird. Die Mutter bildet also Antikörper (IgGs) gegen das Blut ihres Kindes. Bei einer zweiten Schwangerschaft mit einem Rh+-Kind treten diese plazentagängigen IgGs in das kindliche Blut über und führen dort zur **Hämolyse**, einer Zerstörung der kindlichen Erythrozyten.

> **Übrigens ...**
> Ist eine solche Schwangerschaftskonstellation bekannt, beugt man der Immunisierung der Mutter vor, indem man ihr nach der ersten Schwangerschaft Antikörper gegen das Rhesus-Antigen verabreicht. Diese Antikörper blockieren das Rhesus-Antigen und verhindern so die Bildung mütterlicher Antikörper.

IgE

IgE ist das Immunglobulin mit der geringsten Serumkonzentration und spielt eine entscheidende Rolle bei der **Parasitenabwehr**.

Als Oberflächenrezeptor von basophilen Granulozyten und Mastzellen ist es außerdem an der **Vermittlung allergischer Reaktionen** beteiligt (s. 2.4.4, S. 43).

IgA

IgA ist das **Immunglobulin der Schleimhäute** und so z. B. in Speichel, Tränenflüssigkeit und Muttermilch enthalten. Man könnte es auch als Farbe für den **immunologischen Anstrich der Mucosa** bezeichnen.

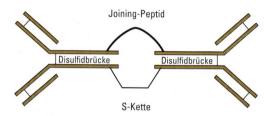

Abb. 49: IgA   medi-learn.de/6-bc6-49

Das IgA wird als **Dimer** von Plasmazellen sezerniert, die direkt unter dem Schleimhautepithel liegen. Die beiden Antikörpermoleküle sind über ein **Joining-Peptid** verbunden. Dieses Dimer bindet an einen Rezeptor auf der Oberfläche der Epithelzelle. Daraufhin nimmt die Epithelzelle das Dimer samt Rezeptor auf und gibt es auf der Schleimhautoberfläche in die extrazelluläre Flüssigkeit wieder ab. Ein Teil des Rezeptors – die **S-Kette** – verbleibt dabei als **Proteaseschutz** am Dimer und schützt es vor Abbau.

IgD

Außer der Tatsache, dass das IgD den **B-Lymphozyten** neben IgM als **Oberflächenrezeptor** dient, ist über seine Funktion wenig bekannt und nichts prüfungsrelevant.

Immunglobulin-Übersicht

Da die Immunglobine im Physikum gerne gefragt werden, solltest du die folgende Übersicht auswendig können:

Klasse	wichtige Fähigkeiten	Besonderheiten
IgM	– Agglutination – Komplementaktivierung	– Pentamer – Ig der Frühphase – Ig des ABO-Systems
IgG	– Opsonierung – Toxinneutralisierung – Virusneutralisierung – Komplementaktivierung	– höchste Serumkonzentration – plazentagängig – Ig gegen Rhesus-Antigen
IgE	– Parasitenabwehr – allergische Reaktion	– Oberflächenrezeptor von Mastzellen und Basophilen
IgA	Schleimhautimmunität	– Dimer
IgD	B-Lymphozyten-Rezeptor	

Tab. 6: Übersicht Immunglobuline

2.8 Komplementsystem

Versetze dich jetzt bitte einmal in die folgende Situation: Ein gewiefter Kleinganove schleicht sich in der Dämmerung durch einen verträumten Vorort einer Stadt, um einen kleinen, lukrativen Bruch zu machen. Vorsichtig begibt er sich in den Vorgarten einer kleinen Villa und will gerade seinen Glasschneider ansetzen, als das Unvermeidliche passiert: Von der Straße stürmt ein Mann der Bürgerwehr beherzt auf ihn zu und reißt ihn zu Boden! Durch das Getümmel alarmiert, stürzen schnell von mehreren Seiten weitere Bürgerwehrler herbei und gemeinsam ist der verdutzte Ganove rasch dingfest gemacht.

Wenn du diese Situation bildhaft vor Augen hast und nun wieder in den menschlichen Körper blickst, befindest du dich mitten im Komplementsystem.
Das Komplementsystem gehört zum **angeborenen, unspezifischen Abwehrsystem** und attackiert wie unsere Bürgerwehr körperfremde Eindringlinge, also ohne dabei spezifisch zu sein.
Es wird von **neun Komplementfaktoren** (C1 bis C9) gebildet, die in der Leber synthetisiert werden und auf der Suche nach Antigenen durch das Gefäßsystem patrouillieren. Die Komplementfaktoren aktivieren sich ähnlich wie das Gerinnungssystem **kaskadenartig** durch **limitierte Proteolyse**. Man unterscheidet dabei einen klassischen, einen Lektin-abhängigen und einen alternativen Aktivierungsweg. Alle Wege enden in einer gemeinsamen Endstrecke, die zur Zerstörung der Zielzelle führt.

2.8.1 Klassische Komplementaktivierung

Am Anfang der klassischen Variante der Komplementaktivierung steht ein **Antigen/Antikörperkomplex** (Ag/Ak-Komplex). Die Antikörper dieses Komplexes gehören entweder zur Klasse der IgM oder der IgG. Diese Ag/Ak-Komplexe aktivieren im ersten Schritt den **Komplementfaktor C1**, indem C1 an die Komplementbindungsstelle des Antikörpers bindet (s. Abb. 46, S. 58). Zur Aktivierung muss der Faktor C1 mindestens an die Komplementbindungsstellen zweier Antikörpermoleküle gebunden sein. Dafür sind also entweder zwei IgG oder ein IgM, das ja ein Pentamer aus fünf Antikörpermolekülen ist, nötig. Der aktivierte Faktor C1 aktiviert über Zwischenschritte die Faktoren C2 und C4: Er schneidet mittels limitierter Proteolyse die Proteine in zwei Stücke. Der eine Teil des entstehenden Faktors heißt dann z. B. C2**a**, der andere entsprechend C2**b**. Diese Faktoren können nun weitere Faktoren aktivieren (z. B. bilden C4b und C2a eine C3-Konvertase) oder haben in einigen Fällen andere Aufgaben (z. B. C3a, C4a

2 Immunsystem

und C5a als Anaphylatoxine, s. 2.8.3, S. 62). Doch zurück zum klassischen Aktivierungsweg: Die Faktoren C2a und C4b bilden eine Allianz und aktivieren zusammen den Faktor C3. Lagert sich nun C3b an die C3-Konvertase an, entsteht die C5-Konvertase (C2aC4bC3b). Die C5-Konvertase hat die Fähigkeit, als nächsten Schritt C5 zu spalten, doch dazu später mehr …

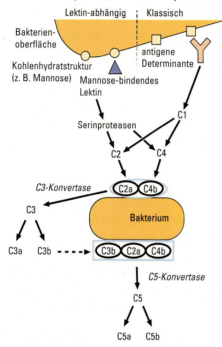

Abb. 50: Komplementaktivierung: klassisch und lektin-abhängig   medi-learn.de/6-bc6-50

2.8.2 Lektin-abhängiger Weg

Eine ähnliche Variante für die Komplementaktivierung ist der so genannte Lektin-abhängige Weg. Lektine sind Glykoproteine, die im Serum vorhanden sind und die Fähigkeit besitzen an Kohlehydratstrukturen auf der Oberfläche von Bakterien zu binden. Eine solche Kohlenhydratstruktur kann z. B. Mannose sein. Dieser Vorgang wiederum aktiviert spezielle Serinproteasen, die ihrerseits C2 und C4 zu C2a und C4b spalten. C2a/C4b bilden nun die vom klassischen Weg her bekannte C3-Konvertase – es läuft nun also wieder so wie ihr es von der klassischen Aktivierung her gewohnt seid.

2.8.3 Alternative Komplementaktivierung

Die alternative Variante der Komplementaktivierung funktioniert ein wenig anders. Dazu musst du zunächst Folgendes wissen: Im Körper entsteht ständig auf spontane Weise der Faktor 3b. Dieser wird allerdings schleunigst eliminiert, wäre doch eine ständige Aktivierung des Komplementsystems wenig wünschenswert …

Durch Kontakt mit der Oberfläche gramnegativer Bakterien wird das entstandene C3b allerdings stabilisiert. Es bindet mit einer Thioesterbindung an die Lipopolysaccharide auf der Bakterienoberfläche, die man auch bakterielle Endotoxine nennt. In dieser stabilisierten Form steht es dem Komplementsystem zur Verfügung. Lagert sich nun der Faktor Bb an den Faktor C3b an, entsteht auch hier eine C3-Konvertase (in diesem Fall bestehend aus C3b und Bb), die nun selbst weiteres C3 spalten kann. Ab hier geht es wie auf dem klassischem Weg weiter: C3b lagert sich an die C3-Konvertase an und die C5-Konvertase (bestehend aus C3bBbC3b) entsteht, die jetzt ihrerseits C5 spalten kann.

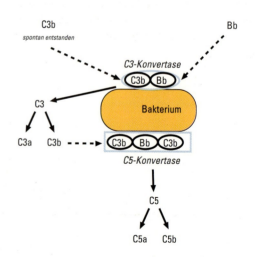

Abb. 51: Alternative Komplementaktivierung
medi-learn.de/6-bc6-51

Übrigens ...
Die Bezeichnung gramnegativ und grampositiv für Bakterien erklärt sich aus den unterschiedlichen Färbeverhalten verschiedener Bakterienfamilien: Grampositive Bakterien haben eine sehr dicke Zellwand, die aus einem Peptidoglucan namens Murein besteht. Diese Zellwand fällt bei den gramnegativen Bakterien sehr viel dünner aus. Die Bindung zwischen genau diesen Mureinmolekülen kann durch Lysozym gespalten werden.

Merke!

Alle drei Wege münden in der Umwandlung von C3 zu C3a und C3b.

2.8.4 Endstrecke der Komplementaktivierung

Wir erinnern uns kurz zurück: Der klassische, der Lektin-abhängige und der alternative Weg enden mit der Entstehung einer C5-Konvertase – entweder die **klassische C5-Konvertase (C2aC4bC3b)** oder die **alternative C5-Konvertase (C3bBbC3b)**. Beide spalten nun C5 in C5a und C5b.

Der Faktor C5b bildet auf der Bakterienoberfläche einen Ankerplatz für die nächsten Faktoren, die sich an ihm anlagern können.
Die nachfolgend angelagerten Faktoren sind C6, C7, C8 und C9. Sie bilden eine **Pore** in der Bakterienwand, durch die Wasser einströmt und das Bakterium zum Platzen bringt.
Die Allianz aus den Faktoren C5 bis C9 nennt man **Membran-Angriffskomplex (MAK)**.

Merke!

MAK ist der (Phantasie-)Name einer Bohrmaschine. Diese Bohrmaschine besteht aus den Einzelteilen C6-C9 und kann ein ziemlich gemeines Loch in eine Zelle bohren, sobald sie in der Bohrführung C5 steckt.

2.8.5 Biologische Aktivität des Komplementsystems

C3b wirkt außer seiner Funktion als C3/C5-Konvertase noch als **Opsonin** (s. 2.4.3, S. 42).
Die Spaltprodukte **C3a, C4a und C5a wirken als Entzündungsmediatoren** (Anaphylatoxine) und bewirken eine Mastzelldegranulation sowie die Kontraktion der glatten Muskelzellen. Damit tragen sie zur Vasokonstriktion bei. C5a kann außerdem von neutrophilen Granulozy-

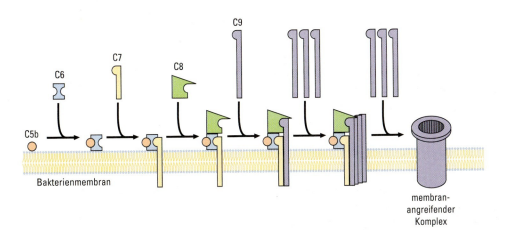

Abb. 52: Membran-Angriffskomplex (MAK)

medi-learn.de/6-bc6-52

2　Immunsystem

ten „erschnüffelt" werden und lockt sie so zum Ort des Geschehens.

Übrigens ...
Komplementfaktoren sind NICHT in der Lage, Antigene zu agglutinieren, was ihnen im schriftlichen Physikum allerdings gerne angedichtet wird.

2.9　Phagozytose

Hat ein Polizist auf Streife einen Ganoven dingfest gemacht, klicken die Handschellen, er wird abgeführt und das Problem hat sich erledigt.

Doch wie lösen die Streifenpolizisten unseres Körpers – die Makrophagen und neutrophilen Granulozyten (s. 2.4.2, S. 40) – dieses Problem?

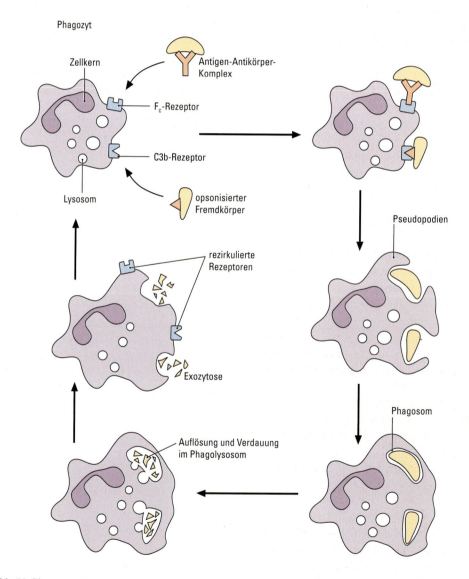

Abb. 53: Phagozytose

Auf jeden Fall gehen sie um einiges brutaler und endgültiger vor: Sie fressen die Eindringlinge einfach auf und verdauen sie. Wie das genau funktioniert, siehst du auf Abb. 53, S. 64.

Opsonine (z. B. C3b und Antikörper), die an ein Antigen gebunden sind, binden in einem ersten Schritt an die Oberflächenrezeptoren eines Phagozyten. Der Phagozyt umfließt dann das Antigen mit langen Ausstülpungen, die man Pseudopodien (Scheinfüßchen) nennt, und schließt das Antigen dadurch ein. Das von Zellmembran umhüllte Antigen im Zellinneren bezeichnet man als Phagosom. Im nächsten Schritt verschmilzt dieses mit Lysosomen. Die Lysosomen enthalten ein wahres Potpourri an Verdauungsenzymen wie Proteasen, Peptidasen, Oxidasen und Lipasen, die sich nun ins Phagosom ergießen und dem Antigen zu Leibe rücken. Dies wird nun Phagolysosom genannt. Ist das Antigen schließlich in seine Einzelteile zerlegt, werden diese als Überreste ausgeschieden.

2.9.1 Reaktive Sauerstoffmetaboliten

Ein weiteres Werkzeug der Granulozyten bei der Zerstörung von Antigenen sind reaktive Sauerstoffmetaboliten.
In der Membran des Phagosoms sitzt die **NADPH + H$^+$-Oxidase**. Dieses Enzym reduziert O_2 zu **Superoxidanionen** (O_2^-). Die Superoxidanionen können nun von der **kupferhaltigen Superoxiddismutase** zu **Wasserstoffperoxid** (H_2O_2) reduziert werden:
$$2\,O_2^- + 2\,H^+ \rightarrow H_2O_2 + O_2$$
Alternativ reagieren sie mit bereits bestehendem H_2O_2 zu hochaktiven **Hydroxylradikalen**:
$$O_2^- + H_2O_2 \rightarrow \bullet OH + OH^- + O_2$$
Ein weiteres wichtiges Enzym der Granulozyten ist die **Myeloperoxidase**, die reaktive **Hypochloritionen** (OCl^-) aus H_2O_2 freisetzt:
$$H_2O_2 + Cl^- \rightarrow H_2O + OCl^-$$
Die entstandenen reaktiven **Sauerstoffmetaboliten**, wie **Hydroxylradikale** oder **Hypochloritionen** bewirken dann die **Bakteriolyse**.

Da H_2O_2 Membranen relativ gut passieren kann, muss sich der Granulozyt davor schützen. Er tut dies zum einen durch die **Katalase**
$$H_2O_2 \rightarrow O_2 + H_2O,$$
aber auch mithilfe von **glutathionabhängigen Enzymsystemen**.

Übrigens ...
So trocken dieses Thema auch ist: Es kann dir im Physikum einige Punkte bringen. In der Vergangenheit wurde mehrfach nach reaktiven Sauerstoffmetaboliten gefragt. Außerdem war es schon öfter für einen Punkt gut, wenn man wusste, dass die **Superoxiddismutase kupferhaltig** ist. Eselsbrücke: „Kupferoxiddismutase" ...

DAS BRINGT PUNKTE

Damit du im schriftlichen Examen mit dem Thema **Antikörper** möglichst ausgiebig punkten kannst, hier noch einmal die beliebtesten Prüfungsfakten:
- Die Antikörpervielfalt kommt überwiegend durch somatische Rekombination zustande.
- Die schweren und leichten Ketten aller Antikörper liegen größtenteils als β-Faltblattstruktur vor.
- Der Abstand der beiden Antigenbindungsstellen innerhalb eines Moleküls ist variabel.
- Die C_H-Domänen des F_c-Teils eines Antikörpers vermitteln dessen biologische Aktivität (Bindung an Makrophagen, Komplementbindung, Plazentapassage).
- Der Typ der schweren Ketten bestimmt die Zugehörigkeit zu einer Ig-Klasse.
- IgG ist plazentagängig.
- IgM ist ein Pentamer.
- Auf Schleimhäuten und in Sekreten (Bronchialsekret, Tränen, Muttermilch…) sind vorwiegend IgA (Dimer = 4 Bindungsstellen) zu finden. Dorthin gelangen sie durch Transzytose.
- IgE können durch Bindung an Mastzellen (über ihren F_c-Teil) diese zur Degranulation bringen und so einen anaphylaktischen Schock vermitteln.

Wenn du dir Folgendes zum Thema **Komplementsystem** merkst, sollten dir die Fragen zu diesem Thema kein Kopfzerbrechen bereiten.
- Die klassische Aktivierung wird durch Antigen-Antikörperkomplexe ausgelöst.
- Die alternative Aktivierung wird durch bakterielle Endotoxine ausgelöst.
- Sowohl die klassische als auch die alternative Aktivierung münden in der Umwandlung von C3 zu C3a und C3b.
- Die Spaltprodukte C3a und C5a wirken chemotaktisch auf neutrophile Granulozyten und Makrophagen.
- Der membranangreifende Komplex enthält die Faktoren C5b, C6, C7, C8 und C9.
- Eine isolierte Aktivierung des alternativen Weges erkennt man daran, dass sich die Konzentration von C4 nicht vermindert.
- Komplementfaktoren werden in der Leber synthetisiert.

Hier das Wichtigste zu den **reaktiven Sauerstoffmetaboliten**:
- NADPH-Oxidase bildet Superoxidanionen.
- Superoxiddismutase ist kupferhaltig.

Zum Thema **Cortisol** und **Immunsystem** sollte dir im Examen Folgendes einfallen:
- Cortisol hemmt die Makrophagenaktivierung.
- Cortisol hemmt die Interleukinproduktion.

FÜRS MÜNDLICHE

Gleich hast du es geschafft! Beantworte nun die Fragen zum Thema „Immunsystem" aus unserer Prüfungsprotokoll-Datenbank richtig, danach kannst du dich erstmal ganz entspannt zurücklehnen.

1. Erläutern Sie bitte die Struktur eines Antikörpermoleküls am Beispiel des IgG.

2. Was fällt Ihnen zum IgA ein?

FÜRS MÜNDLICHE

3. Nennen Sie bitte einige besondere Eigenschaften des IgG.

4. Bitte erklären Sie, was Immunglobuline der Klasse M (IgM) aus zeichnet.

5. Erklären Sie bitte, was man unter der fetalen Erythroblastose versteht.

6. Beschreiben Sie bitte die Antigen-Antikörper-Bindung.

7. Schildern Sie bitte die Ihnen bekannten Vorgänge, die bei einer allergischen Reaktion ablaufen.

8. Schildern Sie bitte die Aufgabe des Komplementsystems im Rahmen der Immunabwehr.

9. Erläutern Sie bitte den Mechanismus der klassischen Komplementaktivierung.

10. Nennen Sie bitte enzymatische Schritte, die zur Entstehung reaktiver Sauerstoffmetaboliten in neutrophilen Granulozyten beitragen.

11. Erläutern Sie bitte kurz den Vorgang der Phagozytose.

12. Bitte erklären Sie, warum man bei starken Allergien Cortison zur Behandlung einsetzt.

---

1. **Erläutern Sie bitte die Struktur eines Antikörpermoleküls am Beispiel des IgG.**
   – Antikörper sind globuläre Proteine.
   – Sie haben zwei identische schwere H-Ketten und zwei identische leichte L-Ketten.
   – Die Ketten sind über Disulfidbrücken verbunden.
   – Die Ketten haben variable und konstante Bereiche.
   – Die variablen Bereiche beider Ketten bilden zwei Antigenbindungsstellen pro Molekül und liegen auf den Fab-Fragmenten.
   – Die schweren Ketten bestimmen die Zugehörigkeit zur Antikörperklasse.
   – Die F_c-Region vermittelt die biologische Aktivität (Bindung an Makrophagen, Komplementbindung).

2. **Was fällt Ihnen zum IgA ein?**
   – IgA vermittelt die Schleimhautimmunität und ist u. a. in Muttermilch, Speichel und Tränenflüssigkeit enthalten.
   – IgA wird von Plasmazellen als Dimer sezerniert.
   – Die Monomere sind über ein Joining-Peptid verbunden.
   – Das Dimer wird von Epithelzellen mitsamt Rezeptor aufgenommen und auf die Schleimhautoberfläche abgegeben.
   – Ein Teil des Rezeptors verbleibt als Proteaseschutz am Dimer (S-Kette).

3. **Nennen Sie bitte einige besondere Eigenschaften des IgG.**
   – IgG hat die höchste Serumkonzentration aller Immunglobuline.
   – IgG ist als einziges Immunglobulin plazentagängig.
   – Zu seinen besonderen Fähigkeiten gehören die Neutralisierung von Toxinen,
   – die Komplementaktivierung,
   – die Opsonierung und
   – die Neutralisierung von Viren.

FÜRS MÜNDLICHE

4. Bitte erklären Sie, was Immunglobuline der Klasse M (IgM) auszeichnet.
- IgM liegen als Pentamere vor.
- Die einzelnen Moleküle sind über Polypeptidketten (J-Ketten) und Disulfidbrücken verbunden.
- Es ist das Immunglobulin der Frühphase der Immunantwort.
- IgM ist fähig zur Agglutination und Komplementaktivierung.

5. Erklären Sie bitte, was man unter der fetalen Erythroblastose versteht.
- Bei der fetalen Erythroblastose kommt es zur Hämolyse fetaler Erythrozyten.
- Ist eine Rh^--Mutter mit einem Rh^+-Kind schwanger und gelangt während der Geburt kindliches Blut in den mütterlichen Kreislauf, bildet die Mutter Antikörper gegen das Rhesus-Antigen.
- Diese Antikörper gehören zur Klasse der IgG, sind also plazentagängig und führen bei erneuter Schwangerschaft mit einem Rh^+-Kind zur Hämolyse beim Fetus.

6. Beschreiben Sie bitte die Antigen-Antikörper-Bindung.
- Die Antigenbindungsstelle wird von N-Terminalen gebildet, den variablen Abschnitten der schweren und leichten Ketten.
- Die Antigen-Antikörper-Bindung folgt dem Massenwirkungsgesetz.
- Sie ist KEINE kovalente Bindung, sondern eine Bindung durch elektrostatische Wechselwirkungen, hydrophobe Wechselwirkungen, Van-der-Waals-Kräfte und Wasserstoffbrückenbindungen.

7. Schildern Sie bitte die Ihnen bekannten Vorgänge, die bei einer allergischen Reaktion ablaufen.
- Plasmazellen produzieren IgE gegen ein Antigen.
- Die IgE-Moleküle binden an Oberflächen von Mastzellen sowie an basophilen Granulozyten und verbleiben dort.
- Bei einem Zweitkontakt mit diesem Antigen führt die Antigenbindung zur Quervernetzung der Antikörper und
- löst darüber die Degranulation der Mastzellen aus.
- Hierbei werden u. a. Histamin und Heparin freigesetzt.

8. Schildern Sie bitte die Aufgabe des Komplementsystems im Rahmen der Immunabwehr.
- Das Komplementsystem ist Teil der angeborenen, unspezifischen Abwehr.
- Es zerstört Bakterien durch Porenbildung.
- Ähnlich wie die Gerinnungsfaktoren aktivieren sich die Komplementfaktoren durch limitierte Proteolyse.
- C3b eine hat opsonierende Wirkung.
- Einige andere Faktoren (C3a, C4a, C5a) wirken als Entzündungsmediatoren.

9. Erläutern Sie bitte den Mechanismus der klassischen Komplementaktivierung.
- Ein Antigen-Antikörperkomplex (IgM oder IgG) aktiviert den Faktor C1, der seinerseits über Zwischenstufen C2 und C4 aktiviert.
- C2aC4b (= C3-Konvertase) aktiviert C3, welches sich als C3b der C3-Konvertase anlagert.
- Die entstandene C5-Konvertase (= C2aC4bC3b) aktiviert C5.
- C5b bildet auf der Bakterienoberfläche eine Anlagerungsmöglichkeit für weitere Faktoren (C6-9).
- Durch Anlagerung dieser Faktoren

FÜRS MÜNDLICHE

bildet sich in der Zielzelle eine Pore, durch Wassereinstrom wird die Zielzelle zerstört (MAK).

10. Nennen Sie bitte enzymatische Schritte, die zur Entstehung reaktiver Sauerstoffmetaboliten in neutrophilen Granulozyten beitragen.
– Die NADPH-Oxidase bildet Superoxidanionen durch Reduktion von molekularem Sauerstoff.
– Die Superoxiddismutase bildet aus diesen Superoxidanionen H_2O_2, aus dem anschließend Hydroxylradikale gebildet werden können.
– Die Myeloperoxidase bildet Hypochloridionen.
– H_2O_2 ist gut membrangängig und wird daher durch die Katalase entgiftet.

11. Erläutern Sie bitte kurz den Vorgang der Phagozytose.
– Der Phagozyt umfließt den Fremdkörper unter Bildung von Pseudopodien, anschließend wird dieser vom Phagozyten umhüllt (Phagosom).
– Durch die Fusion von Phagosom und Lysosomen entsteht ein Phagolysosom.

12. Bitte erklären Sie, warum man bei starken Allergien Cortison zur Behandlung einsetzt?
Cortison unterdrückt die Immunantwort (Immunsuppression), indem es die Leukozytenaktivierung, Interleukinproduktion, Antikörperproduktion und die Leukozytendiapedese hemmt.

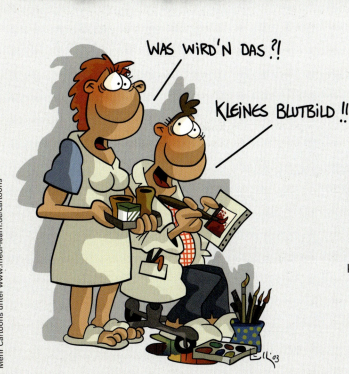

Pause

Geschafft! Hier noch ein kleiner Cartoon als Belohnung ... Dann kann gekreuzt werden!

Anhang

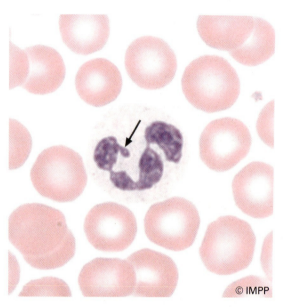

Der Pfeil markiert ein X-Chromosom (drum stick) in einem neutrophilen Granulozyten.

IMPP-Bild 1: Blutausstrich einer weiblichen Patientin
medi-learn.de/6-bc6-impp1

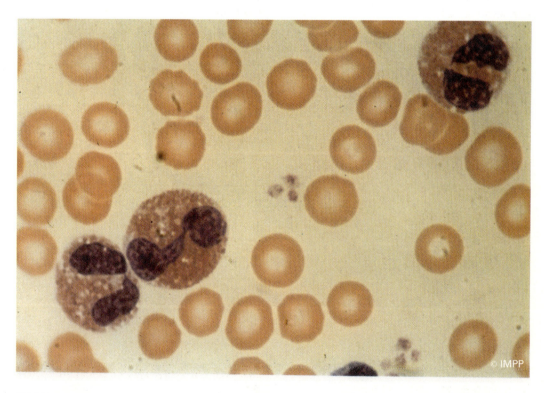

IMPP-Bild 2: Blutausstrich mit drei eosinophilen Granulozyten
medi-learn.de/6-bc6-impp2

Zur Beantwortung der zugehörigen Frage musste man wissen, dass eosinophile Granulozyten kernhaltige Zellen sind, die als typischen Inhaltsstoff MBP (major basic protein) enthalten.

Index

Symbole
1,3-Bisphosphoglycerat (1,3 BPG) 7, 20
2,3-Bisphosphoglycerat (= 2,3 BPG) 20
β_2-Mikroglobulin 50
δ-Aminolävulinsäure 11
δ-Aminolävulinsäure-Synthase 11, 13

A
AB0-Blutgruppen-System 59
Adhäsion 24, 35
Agglutination 59
Aktivierung des Faktors X 27
Albumin 13
Allergien 43
Anämie 31
– makrozytär 31
– megaloblastär 31
– mikrozytär 31
– perniziöse 31
Anaphylatoxine 63
Antigen 39, 52
Antigenbindungsstelle 56
Antikörper 3, 42, 52, 56
– IgA 56, 60, 61
– IgD 47, 56, 61
– IgE 44, 56, 61
– IgG 56, 61
– IgM 47, 56, 58, 61, 67, 68
– Struktur 56
Antithrombin III 3, 27
Apoptose 45, 46, 53
AT III 28, 33
ATP 6

B
Bilirubin 13, 14, 17, 18
– indirektes 13
Biliverdin 13
Blutgerinnung 23
– extrinsisch 27
– intrinsisch 27
B-Lymphozyt (= B-Zelle) 39, 40, 47
B-Lymphozytenklon 52
Bohr-Effekt 34

C
C3-Konvertase 62
C5-Konvertase 62, 63
Ca-Komplexbildner 28, 35
CarbaminoHb 22
Carboanhydrase 22, 34
CD3 44
CD4 46
CD4-positive T-Helferzelle 51
CD8 46, 52
CD8-positive T-Killerzelle 51
Cl^-/HCO_3^--Antiporter 22
Cumarin 35
Cumarinderivate 29

D
Defensine 38
DesoxyHb 10, 19
Differenzierung 47
Dimer 60
Diversität 39

E
Elastase 41, 52
Elektrolyte 2
Elektrophorese 2
Endosom 50
Endprodukthemmung 13
Erythropoese 4
Erythropoetin 5, 31
Erythrozyten 2
– Erythrozytenstoffwechsel 5

F
Fab-Fragment 57, 58, 67
Faktor II 27
Faktor III 27
Faktor V 28
Faktor VII 27
Faktor VIII 24, 35
Faktor XII 27
Faktor XIIIa 27
Fc-Fragment (= Fc-Region, Fc-Teil) 42, 57, 58, 67
Ferritin 30, 33
Ferritinreduktase 30
Ferrochelatase 12, 17

fetale Erythroblastose 60, 67, 68
Fibrin 27
Fibrinogen 3, 27

G

Gedächtnis 39
Gelenkregion 58
Gerinnung 25
Gewebsplasminogenaktivator 29
Gewebsthromboplastin 27
Glucose-6-phosphat-Dehydrogenase-Mangel 8
Glutathion 8, 9, 10
– Beteiligung bei der Reduktion von Methämoglobin 9
Glutathion-Synthese 6
Glycin 11, 17
Glykolyse 6
– anaerobe 6
Granulozyt 40, 65
– basophil 42, 68

H

Haldane-Effekt 23
Häm 10, 14, 15
– Abbau 13
– Synthese 11
Hämatokrit 2
Hamburger Shift 34
Hämoglobin 9, 17, 18, 33, 34
– Carbaminohämoglobin 10
– Carboxyhämoglobin 10
– desoxygeniert 10
– glykosyliert 10
– HbA1 9
– HbA2 9
– HbF 9
– Methämoglobin 10
– oxygeniert 10
Hämolyse 68
Hämosiderin 30
Häm-Oxygenase 13
Haptoglobin 13
Heparin 28, 33, 42, 44, 68
Histamin 42, 44, 68
Hydroxylradikale 65
Hypochloridionen 65

I

Ikterus 14, 17, 18
– intrahepatisch 15
– posthepatisch 15
– prähepatisch 14
Immunglobuline 56
Immunsuppression 69
Interferon α 49
Interferon β 49
Interferon γ 42
Interleukin 1 42, 49
Interleukin 2 46, 49, 52
Interleukin 4 46, 49, 53

K

Katalase 65
Kohlenmonoxid 10, 17
Kohlensäure 22
Kollagenfasern 24
Komplementaktivierung 67
Komplementfaktor 42
Komplementsystem 38, 59
Kooperativität 19
Koproporphyrinogen III 12

L

Lactat 7
Leukotriene 42
Leukozyten 2
limitierte Proteolyse 25, 61, 68
Lysozym 42, 63

M

Makrophagen 42, 64
Malaria 8, 32, 36
Mastzellen 43, 68
MCH 31
MCHC 31
MCV 31
Membran-Angriffskomplex (= MAK) 63
MHC-I 44, 46, 49, 52
MHC-II 47, 49, 52
Monozyt 40, 42
Morbus hämolyticus neonatorum 60
Murein 63
Myeloperoxidase 41, 65
Myoglobin 15

N
NADPH+H⁺-Oxidase 65
neutrophile Granulozyten 52, 64
NK-Zellen 47

O
Oberflächenrezeptor 60
Opsonierung 67
Opsonin 63, 65
Oxygenierung 10
OxyHb 19

P
Parasit 42
Parasitenabwehr 60
Pentamer 59
Pentosephosphatweg 6, 8
Perforine 46
Peroxide 9
Phagosom 50, 65
Phagozyten 38
Phagozytose 41, 63, 64
Plasma 1
Plasmaproteine 2
Plasmazelle 47, 68
Plasmin 29
Polymorphismus 44, 49, 53
Pore 63
Porphobilinogen 12
Porphobilinogen III 17
Proteaseschutz 60, 67
Proteasom 50
Protein C 28
Prothrombin 3
Prothrombinaktivatorkomplex 27
Protoporphyrin IX 12
Pseudopodien 65

R
retikuloendotheliales System (= RES) 13, 30

S
Sauerstoffbindungskurve 15, 19, 21
– Linksverschiebung 21
– Rechtsverschiebung 21, 33
Schleimhäute 60
Serinproteasen 25

Serotonin 25, 44
Serum 1
Sichelzellanämie 31, 36
Spezifität 39
Stercobilin 14, 18
Streptokinase 29
Succinyl-CoA 11, 17
Superoxiddismutase 11, 65
Superoxidradikal 11

T
Thrombin 25, 27
Thrombozyt 2, 35
Thrombus 27
T-Killerzelle 46, 54
T-Lymphozytenprägung 52, 53
T-Lymphozyt (=T-Zelle) 39, 40, 52
Toll-like-Rezeptoren (=TLR) 43
Transferrin 30, 35
Tumornekrosefaktor α 42, 49
T-Zellrezeptor 44, 52, 53

U
Urobilin 14, 18
Urokinase 29
Uroporphyrinogen 12

V
Vitamin K 29
Vitamin-K-Antagonisten 29, 33
Vollblut 1
von-Willebrand-Faktor 24, 35

W
Wasserstoffperoxid 65

Z
Zymogene 26, 35

Feedback

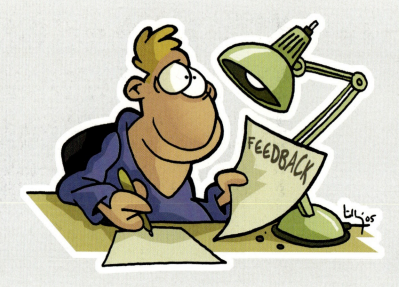

Deine Meinung ist gefragt!

Es ist erstaunlich, was das menschliche Gehirn an Informationen erfassen kann. Slbest wnen kilene Fleher in eenim Txet entlheatn snid, so knnsat du die eigneltchie Iofnrmotian deoncnh vershteen – so wie in dsieem Text heir.

Wir heabn die Srkitpe mecrfhah sehr sogrtfältg güpreft, aber vilcheliet hat auch uesnr Girehn – so wie deenis grdaee – unbeswust Fheler übresehne. Um in der Zuuknft noch bsseer zu wrdeen, bttein wir dich dhear um deine Mtiilhfe.

Sag uns, was dir aufgefallen ist, ob wir Stolpersteine übersehen haben oder ggf. Formulierungen verbessern sollten. Darüber hinaus freuen wir uns natürlich auch über positive Rückmeldungen aus der Leserschaft.

Deine Mithilfe ist für uns sehr wertvoll und wir möchten dein Engagement belohnen: Unter allen Rückmeldungen verlosen wir einmal im Semester Fachbücher im Wert von 250 Euro. Die Gewinner werden auf der Webseite von MEDI-LEARN unter www.medi-learn.de bekannt gegeben.

Schick deine Rückmeldung einfach per E-Mail an support@medi-learn.de oder trag sie im Internet in ein spezielles Formular für Rückmeldungen ein, das du unter der folgenden Adresse findest:

www.medi-learn.de/rueckmeldungen